世界一気持ちいいストレッチ

木幡洋一

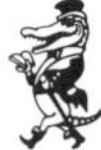

ワニブックス|PLUS|新書

はじめに

柔軟性が身につく、血行が良くなる、ケガの予防になる……ストレッチには体の状態を良くするさまざまな効果があります。しかし、疲れの溜まっている方の多くがとりわけ求めているのは、つらい部位を伸ばしたときの、「あ〜、気持ちいい〜!」という感覚ではないでしょうか。

私が経営している整体院でも、多くのお客様から「気持ちいいストレッチをしてほしい」というリクエストをいただいてきました。

実は「気持ち良さ」は、快適さ、心地よさをもたらすだけではなく、ストレッチの効果を最大限に高める大事なポイントでもあります。

本書で詳しく述べていきますが、最新の研究によって、昔ながらの「痛いストレッチ」では筋肉を硬くこわばらせてしまうことが明らかになっています。また、過度に柔軟性を高めるストレッチはケガにつながる恐れがあり、専門家の間では推奨されていません。あくまで「気持ちいい!」と感じられるレベルが、体にとって最も効果的なストレッチなのです。

そこで本書では、「世界一気持ちいいストレッチ」と題し、痛みのない、〝ただただ最高の気持ち良さを得られるストレッチ〟を追求してご紹介します。つらく感じる部位をどう伸ばせば気持ちよくラクにできるのか。猫背など姿勢の問題を気持ちよく解消するにはどんなストレッチを行えばいいかなど、私がこれまで実践、研究してきた成果のすべてを凝縮しています。

申し遅れました、私は都内で整体院を経営しております木幡洋一と申します。

私が整体の分野で起業した理由は、自分自身が身体を壊してしまったことがきっかけでした。

会社員時代、学生の時からの古傷が悪化していると感じながらも、それに真剣に向き合うことなく、何年もハードワークを続けた結果、もう見過ごすことができないほど症状は悪化してしまいました。

会社を辞めて大学院に進学した後も、身体の不調には常に悩まされ、ストレッチや筋トレなどのセルフケアを試行錯誤する毎日を過ごしていたのです。

そして大学院卒業後、自分自身の体験から、現代社会においてもっとも必要だと確信した整体院の経営を始めました。

その後は、体に良いストレッチや筋トレを求め、国内外の最新トレーニングやストレッチ、ヨガ、ピラティスを実践、研究してきました。個人に合ったアプローチ方法を追求して何万通りものポーズを蓄積し、それをもとにお客様一人ひとりに最適な方法を選択できるよう体系化。そして現在、自身が経営する整体院にて、お客様ごとに最適な方法を提供し、心地よい体になるお手伝いをしています。

さまざまな最新研究に触れてきてわかったのは、「気持ちいい」ということは、「効いている」ことにほかならない、ということです。

もちろん長期的で重度の痛みを取るには別の療法が必要になりますが、日々の生活によって蓄積した疲れを癒やすには十分な効果があります。本書では、仕事や家事、育児、介護、パソコン操作、スマホ閲覧など生活の中で、知らず知らずのうちにこり固まっている部位をほぐすストレッチを厳選して掲載しました。

第2章では部位別のストレッチ、第3章はシーン別のストレッチ、第4章では悩み別のストレッチをご紹介しています。

すべての項目で、なぜその部位に問題が起こるのかといったメカニズムの解説を行い、次に具体的な「世界一気持ちいいストレッチ」の実践法をご紹介します。

まず知識を得て、納得してからストレッチをしていただいてもいいですし、気になる部分のストレッチページを開いていきなり実践していただいてもかまいません。

首、肩、腰など、多くの方が疲労を抱えているポイントだけを重点的にやるのもいいでしょう。どこでもいいので「ここがラクになった！」という手応えをつかめれば、より多くのストレッチを始めるきっかけになります。

もっと深く、「世界一気持ちいいストレッチ」を楽しみたい！という方は、日常生活においてご自身がどんな姿勢をとっているかを考えてみてください。座る姿勢が多いのか、立つ姿勢が多いのか。長時間パソコン画面を見ながらアゴを前に突き出し、背中を丸めて作業をしていないか。片足に重心をかけながら長く立っていないか。

自分の姿勢を客観的に見ると、負担をかけている部位や長時間続けている不自然な姿勢に気がつくでしょう。

また、自分の体の中で冷たい部分、熱い部分、痛みがある部分、不快感がある部分がないか、意識してみましょう。さらに、もう少し観察を深めて痛みの原因がどの部分から生じているかを探ってみます。するとご自身にとって本当にストレッチが必要な部位がおのずと見つかるでしょう。

そして、実際にストレッチをしてみると気づくはずです。身体はすべてつながっていて、たとえば首や肩の痛みは単純に首・肩だけで終始する問題ではないことを。腰ならお尻や足、または肩など、さまざまな部位とつながっており、腰以外の部位をゆるめることが腰をラクにすることもあります。ストレッチを通して、そんな身体の仕組みをどんどん理解していけるでしょう。

まずは難しいことは考えず、好きなストレッチからやってみてください。みなさまの日常生活のあらゆるシーンに役立てていただければ幸いです。

それでは「世界一気持ちいいストレッチ」をどうぞご体感ください！

2021年5月　木幡洋一

contents.

目次

contents.

目次

contents.

目次

contents.

目次

contents.

目次

本書の使い方

本書の使い方

まずは自分の体を感じること

ストレッチをするときにご用意いただくのは、両手と呼吸への意識、このふたつだけです。

手が冷たい方は両手を軽くこすり、摩擦熱で温めてから、ストレッチする箇所をさするように触ってみましょう。まぶたを閉じてゆっくりとした呼吸で行うとより効果的です。

ここで何よりも重要なのは「感じること」です。

普段外側に向きがちな意識を自分の内側へと向け、皮膚の温度やその下の筋肉の硬さ、柔らかさ、あるいは痛みを感じてみること。そうすると、これまで気づかなかった部位の疲労やこわばり、たとえば、耳の後ろの緊張や足の甲の硬さにまで気づけるでしょう。

さらに、背中側に手を回して届かないところがないか？　前かがみになって足の指先に触れたときに、もも裏の筋肉が硬くなっていないか？　などと、普段見過ごしている体の状態も手にとるようにわかるようになります。

そうした繊細な感覚は、自分自身でしか感じることができない重要なデータです。このデータをもとに、気になるところをストレッチすることで、体を快適な状態に導くことができます。

ストレッチには2種類ある

本書でご紹介するストレッチは、「静的ストレッチ」と「動的ストレッチ」の2種類に分けられます。

静的ストレッチとは、「**静止した状態で行うストレッチ**」のこと。

動的ストレッチとは、「**動作を伴って行うストレッチ**」のことです。

一般的に知られているストレッチは、主に静的ストレッチを指します。たとえばアキレス腱を伸ばしたり前屈をしたりなど、同じ姿勢のまま伸ばすものです。静的ストレッチは日常生活でこわばった筋肉を気持ちよく伸ばしてリラックスすることができます。
　動的ストレッチは、出勤前や運動を行う前に適しているストレッチです。たとえば、足を前後に大きくスイングしたり、肩甲骨から肩を回したりする、動きを伴ったもの。血流を増加させるので筋温が上がり、活動しやすくなります。関節の動きがスムーズになるので、ケガの予防にも役立ちます。
　それぞれのストレッチは、その日の気分や体調、行うタイミングや季節に応じて使い分けるとより効果的です。

注意事項

ストレッチを行う前にすること

まず深呼吸をして呼吸のベースを作ります。

歯を食いしばっていないかを確認し、鼻でゆっくりと息を吸って、胸やみぞおち、お腹に空気を満たして、鼻または口から吐く息で、おへそを内側にぐーっとやさしく引き込んで深い呼吸を繰り返しましょう。この時点で気分が優れないならば無理はしないように注意します。また、全身に緊張、力みがある方は体をゆらゆらと動かして脱力させてください。

ストレッチ中の注意点

○ **こまめに水分補給をする**（水分は筋肉のこわばり解消のためにもとても重要です）。

○ 基本姿勢

- アゴを前に突き出さないように、少しのどの方に引く。
- スッと背すじを伸ばして胸を開く（肩が内側に入りやすい方は、肩甲骨の真ん中を少し前に押すようにすると胸を開きやすいでしょう）。
- お腹を力ませない程度におへそを内側に引き込んで背すじをまっすぐ伸ばす（お尻の穴も少し引き締めると適度に腹筋が使われ姿勢が安定した状態になります）。

○意識して呼吸を行う

● 静的ストレッチは息を吐きながら伸ばす。

● 動的ストレッチは自然な呼吸で行う。

○必要以上に伸ばさない

● 「痛いけど気持ちいい」は要注意。ついつい深追いしてケガの原因になります。

● 「もっともっと」はより危険信号。生活可動域を超えた柔軟性は逆効果に。反動で筋肉が収縮して、こわばりの原因になります。

本書でご紹介するストレッチの方法、メソッドなどに関しては、あくまでも木幡洋一氏の主観的な意見、ノウハウです。必ず効果があることを保証するものではありません。
また、ストレッチ中に万が一痛みや体調不良を感じた場合は、ただちに中止してください。痛みがひどい場合は、医師に相談されることをおすすめします。

chapter 1

気持ちいいストレッチこそ最強である

まず「これ」やってみて

最初にひとつ、首まわりを簡単かつ劇的にラクにするストレッチをご紹介します。

まず、背すじを伸ばしておでこは正面を向いたまま、アゴに手を当てます。そしてアゴをゆっくりと後ろに押しながら頭を引いてみてください。二重アゴになる感じで大丈夫です。おでこが下を向かず、正面のままというのがポイントです。首と頭の境目のあたりに心地よい伸び感を感じたら、そのまままぶたをそっと閉じて何度か呼吸をしてみてください。次にゆっくりと首の力を抜き、目を開けたら、呼吸をしながら、そっと首を左右に振ります。するとストレッチを行う前よりも首に軽さを感じるでしょう。

日常生活でパソコンやスマホの画面を見るときに首を前に突き出していると、頭の重みが首まわりの筋肉の緊張を引き起こし、肩コリ、首コリになってしまいます。

このストレッチは古くから座禅やヨガにも取り入れられており、頭の位置を正しい方向に矯正し、頭の後ろの筋肉を伸ばすことができます。背骨に対して、頭の重みの負担をなくし、ひとときの休息を与えてくれます。

「世界一気持ちいいストレッチ」とは

「世界一気持ちいいストレッチ」をする生活は、人生の快適度を確実に上げます。

体がストレスを抱えていると、知らず知らずに行動にも影響を及ぼします。たとえばあなたの首が硬くなり、痛みを抱えていたら、痛みを避けるために下を向きがちになります。それがストレッチによって首まわりがスッキリと軽くなれば、空を見上げてほっとひと息つくことができるでしょう。

たとえばあなたの足が重くむくみ、痛みを抱えていたら、颯爽と歩くことはできません。行動するのも億劫になり、チャンスを逃しがちになるかもしれません。でも、ストレッチによって足がいつも快適になれば、足取りは軽くなり、以前より行動的になって多くのチャンスを得るでしょう。

また、体が抱える問題は呼吸にも大きな影響を及ぼします。体のあちこちが硬くなっていると深い呼吸をすることができません。ストレッチで体のすみずみまで柔らかくすることによって、はじめて深い呼吸が戻ってきます。

ストレッチが体を変えるプロセスを、次のようにイメージしてください。

気持ちよくストレッチをするとき、自然と深い呼吸が生まれます。それが気持ち良ければ気持ちよいほど、体の不快感が取り除かれるでしょう。それまでの締めつけられるような感覚が消えていき、視界もクリアになっていきます。体中の血流が改善して血が全身をスムーズに流れるようになります。そうすればあなたの精神は鎮まり、体のこわばりは少しずつ解消され、質の良い睡眠があなたの元に訪れます。翌朝のあなたはどうでしょう？　起きたときの感覚が変化していることをハッキリと感じられるはずです。

あなたの体が「世界一気持ちいいストレッチ」によっていつも快適かつリラックスしている状態であれば、本来持っている能力を存分に発揮することができます。

そうした日々が続けば、あなたの周囲にも変化がもたらされるでしょう。人生の豊かさや穏やかさをもっと存分に感じられるようになるはずです。

ストレッチを通してあなたの体との対話が始まります。すると今まで気づかなかったさまざまな「声」があなたの耳に届きます。

普段、体は弱音を吐くまいと、最大の忍耐と努力をもってあなたを支えています。しかし、それにも限度があります。あなたのために無理をし続けてきた体が思わぬタイミングでギブアップをしたとき、ようやく重大なSOSに気づく……。そうなる前に普段から体の声を聞いて、ストレッチで適切にケアをしておけば、快適な生活がずっと続いていくでしょう。

このように、大げさではなく、ストレッチがその瞬間、明日、1年後、5年後、10年後に大きな変化をもたらします。それを実現するのが、本書でご紹介する「世界一気持ちいいストレッチ」なのです。

ストレッチに大事なことは「どれだけ気持ちいいか」です。
気持ちいいからこそ最大限のリラックスができる。
気持ちいいからこそまたやりたいと思う。
気持ちいいからこそ〝効く〟のです。

「世界一気持ちいいストレッチ」はあなたの人生の〝武器〟となるはずです。

よくある「ストレッチの誤解」

柔軟性を上げ過ぎるのは危険！

ストレッチといえば、今までは「とにかく伸ばす」「柔軟運動をする」ことが大切といったイメージがありました。

しかしこれらはあくまでも前時代的流行です。最新の科学的検証や、昔ながらのストレッチ法に対する研究が進み、現在ではこれらの方法が誤りであったことが判明してきています。

たとえば、運動前のストレッチ。これまでの定番は「じっくりとアキレス腱を伸ばす」ことでした。体育の授業や部活動で習った方も多いかと思います。実はこれも誤り！

最新の研究によって、じっくりとアキレス腱を伸ばすと筋肉がゆるみ、パフォーマンスが下がるばかりか、ケガを誘発してしまうことがわかってきています（部位にもよりますが、5〜30秒以内の静的ストレッチに限れば問題ありません)。

現在の常識では、運動前には動的ストレッチで筋温を上げ、関節の可動域を広げることでパフォーマンスを上げるやり方が正しいとされています。

また、「柔軟性至上主義」ともいえる流れの中で、日常生活に必要な関節可動域を遥(はる)かに超えた柔軟性を求める人も多くなってきています。

突き抜けた柔軟性はあくまでもアスリートやパフォーマーだけが必要なものであり、一般の方が安易に習得すべきものではありません。ケガのリスクを増大させてしまうだけです。無理な柔軟体操によってケガをすると治癒が困難な場合も多いのです。

多くの人が憧れを持っているようですが、180度開脚なんてもってのほかです。ケガのリスクは高いのに、実際の生活に役立つことはほぼありません。大切なのは安全性と気持ち良さ。自分の筋骨格に適した可動域でのストレッチです。

「痛い＝効果あり」は否定されている

ストレッチに対して、「無理やり伸ばされて痛い!」というイメージを持つ方も多いと思います。特に昭和世代の方は、体育の授業や部活動で、足を前に投げ出して座る長座姿勢や開脚姿勢で力任せに背中を押されて痛い思いをした経験があるはずです。

しかし、ストレッチの常識は大きく変わっています。

現在では、痛みを伴うストレッチは「伸張反射」（筋肉が引き伸ばされると、その筋肉が収縮してしまう神経反応）が働いて、逆に筋肉が縮こまり、硬くなってしまうことがわかっています。

「痛い＝効果あり」は大きな誤りで、ゆっくりと気持ちいい程度に回数を分けて伸ばすことが望ましいのです。痛い思いをしてストレッチをする必要はまったくありません。

自分が気持ちよく感じ、無理なくできるストレッチこそがベストなのです。

なぜあなたのストレッチは「気持ちよくない」のか

「呼吸」が気持ちいいストレッチのカギを握る

「世界一気持ちいいストレッチ」ができるかどうかは、「呼吸」にかかっています。

ストレッチをするとき、呼吸のリードなしでは筋肉は緊張してしまうもの。ストレッチと同時に深い呼吸をすることで、体中に新鮮な酸素が巡ります。そして、緊張状態だった神経もゆるみ、リラックスした状態で筋肉を伸ばすことができます。

意識的に正しい呼吸をするだけで、ストレッチの質も、気持ち良さも格段にアップします。細かなテクニックは必要ないのです。

これまでのストレッチがあまり気持ちいいと思えなかった方は、呼吸に問題があった可能性が高いでしょう。ストレッチを実践するとき、つい動作のプロセスを追うので精一杯になりがちですが、呼吸の流れを無視してはいけません。本書ではストレッチの効果を上げる呼吸法についても逐一記載していますので、その通りに行うようにしてください。

コリや痛みの原因、勘違いしていませんか？

今抱えている体のコリや痛みの根本原因を勘違いしている方は多いものです。

肩がこっている。腰が痛い。だからといって肩を伸ばしても、腰を伸ばしても、一向に良くならない……。

そんなケースでは、そもそもの原因となっている部位が違うことが大半です。何も疑問に思わないことから、見当違いなストレッチをし続けてしまうのです。

一度、まぶたを閉じて、ゆっくりと呼吸をしながら、少しゆらゆらと動いてみてください。

ゆれながら体に意識を向けていると、つらいと思っていた肩のほかに、つらさを感じていなかった腕や背中のあたりなどにもこわばりを感じることがあります。このように、思ってもみなかった部分が肩コリの原因であることもたびたびあります。

ストレッチをする際に、つらさを感じている部分だけではなく、ほかの部分もストレッチしてみてください。そうすると思いがけず強い伸び感がある部分が見つかるでしょう。そこがあなたのコリや痛みの「根本原因」かもしれません。

根本原因が見つかれば、これまで気持ち良くなかったストレッチが目からウロコの気持ちいいストレッチに変わり、驚くほどの効果を感じられるはずです。

そのストレッチ、あなたに合っていますか？

普段から前向きでアクティブな方が陥りやすいのは、「一日中フルスロットル状態」になってしまうことです。

最近では、体と脳に疲労が蓄積しているのに、意志の力だけで動き続け、実際は肉体、精神ともにボロボロな状態という方が多く見受けられます。レースカーもピットインするように、肉体を適切に休ませることを何よりも優先しなければなりません。

それはストレッチも同様です。まずは高まった交感神経（アクティブなエネルギー）を鎮め、呼吸に意識を向けて筋肉の奥深くまでゆっくりと伸ばしましょう。目的もなくただ自分の肉体を観察することが次第に脳を休ませ、全身の筋肉を弛緩（しかん）させてくれます。日常の中の休息はあなたの気持ちを穏やかにしてくれるでしょう。

一方、あまり動く機会がなく、動く気持ちにもならない、なんとなく気分が晴れない、そんな方も多いと思います。

そんなときは本書の「動的ストレッチ」を実践してみてください。とても簡単な動きの連続と自然な呼吸が、気がつけばあなたの体に健やかな血流を生み、滞っていたリンパ液や血液を気持ちよく押し流すでしょう。すると「動くのもそんなに悪くない」と感じるはずです。

あなたが感じて（FEEL）、あなたに合った（FIT）ストレッチを実践すれば、あなたの体は軽く（FREE）なります。ストレッチをするときは、この「3F」を意識してみてください。

「気持ちいい」＝「効果がある」

「気持ち良さ」が大事な理由

気持ち良さを第一優先としたストレッチをすれば、自然と呼吸が深くなります。

ゆったりとした深い呼吸は脳に効果的に作用し、痛みを感じにくくさせてくれます。

これが相乗効果となり、心も体もリラックスしてきます。すると、筋肉がこり固まることを抑制する効果が働き、筋肉がほぐれてくることで、疲労がより回復しやすくなります。同時に血流が良くなり、老廃物もより多く排出できるようになります。

思い込みの痛みから解放されよう

先述したように「ストレッチ＝痛い」とイメージされる方も多いと思います。

実際に体が「痛い」と言っているのですから、脳も体も痛みを感じているのでしょう。

ただ、こうした感覚的な痛みは、思い込みによる場合があります。ケガなどの過去のトラウマによって、小さな刺激を大きな痛みとして脳が伝えてしまう場合があることが近年明らかになってきています。

つまり、あなたの痛みの原因は「脳の誤作動」である可能性もあるのです。

リハビリのように、ストレッチが苦痛ではないことを脳に学習させることで、筋肉もまた新たな「気持ちいい」という反応を学習するようになります。

このときに大切なのは脳の学習を急がないこと。

少しずつ取り組むことで、「ストレッチは痛い」といった認識から、「気持ちのいいもの」

といった認識に変化させることができます。すると過去の痛かった反応がウソのように、気持ちのいいストレッチをすることができるようになります。

それでは、この章の内容を念頭に置きつつ、次の章からストレッチを実践してみてください。

きっとかつてない気持ちよさと効果を実感していただけるはずです。

chapter 2

＼世界一気持ちいい／

ストレッチ

部位別

【頭】

○頭は気づかないうちにガチガチになる

頭の筋肉はストレスや緊張状態が続くとガチガチに硬くなりますが、自分では気づきにくいものです。

セルフチェックとして、頭の両側を手のひらで挟み、頭皮を上下左右に動かしてみてください。頭皮が頭蓋骨の上をなめらかに動くのが感じられますか？

頭は薄い筋肉や筋膜で覆われていて、本来はそれらが頭蓋骨の上をすべるように動きます。もし動きにくいなら、**筋肉が頭蓋骨にペッタリと**

はりついた緊張状態になっています。これでは疲労感が取れません。

また、側頭部の筋肉「側頭筋」はアゴの動きと関係しているので、ストレスからくる**歯の食いしばりや歯ぎしりも、頭の筋肉を硬くする原因**になります。アゴの不調はもちろん、頭痛の原因にもなるので要注意です。

○ストレスを感じたときは頭のストレッチを!

いつもイライラしている、緊張しやすい、よく眠れないという方には頭のストレッチがおすすめです。

ポイントは「やさしく行う」こと。強く刺激すると、逆に興奮状態になってしまいます。手のひらで柔らかく頭を挟み、頭皮をやさしく動かすようにストレッチしてあげましょう。

頭の側面がグ〜ッと伸びて気持ちいい〜！

世界一気持ちいい！【頭】のストレッチ

1 頭を手のひらで挟む

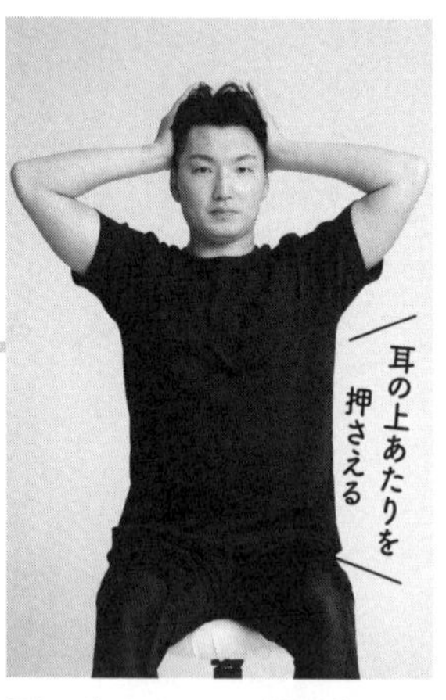

耳の上あたりの側頭部を手のひら全体で押さえる。

2 ぐるぐる回す

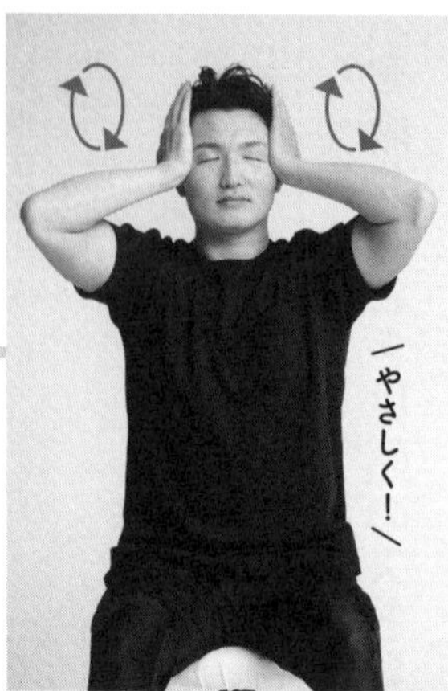

ゆっくり**5回**、回しながらほぐす。反対回りも。

準備 背すじを伸ばして座る

3 引き上げて3呼吸キープ

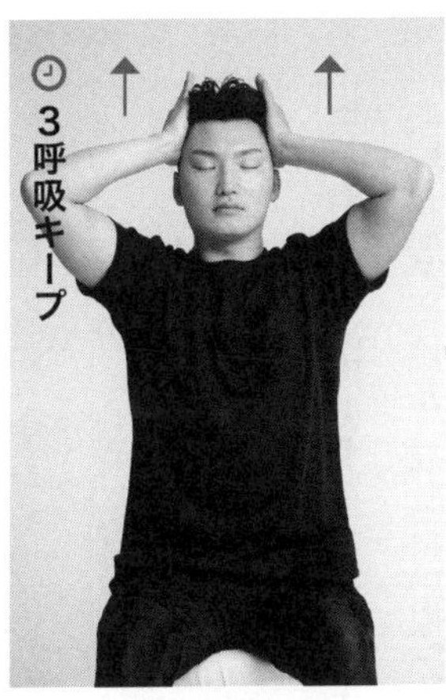

そのまま上に引き上げ、**3呼吸キープ**。ポイントを少し後ろに移動して、同様に行う。

効果がある理由！

このストレッチをすると頭の筋肉がゆるみ、血流も良くなって一気に頭がスッキリします。血流の良さは自律神経にも作用するので、体全体も自ずとリラックス状態に。心と体の緊張が解けて気持ちよさが感じられます。

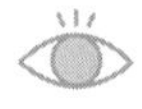

解説

【目】

○目が疲れるのは、目を動かす筋肉が疲れるから

目の疲れの正体は「目のまわりの筋肉の疲れ」です。

目のまわりには、眼球を動かすための小さな筋肉「外眼筋」があります。外眼筋は左右六つずつあり、眼球の細かな動きをコントロールしています。

スマホの画面など、近くのものを長時間見続けると、外眼筋の中でも特に**視点を中央に寄せる筋肉に負荷がかかります**。負荷がかかった筋肉はこわばり、血流が悪くなって疲れ目の原因となるのです。

○目の筋肉もストレッチできる

目の緊張が解けるのは、遠くのものをぼんやり見るときです。逆に近くのものを長時間見ていると、眼球まわりが緊張しっぱなしになって疲労を引き起こし、**「目の奥が重く感じる」「首や肩がこる」「頭痛がする」などの不調を招きます。**

目をゆっくり大きく動かし、眼球まわりの筋肉に新鮮な血液をたくさん送り込みましょう。すると目の奥まで軽くなり、慢性的な目の疲れや、それに付随するさまざまな不調も解消されていくはずです。

目の奥のほうがスッキリして気持ちいい〜!

世界一気持ちいい!

【目】のストレッチ

1 目を閉じて眼球を8方向に動かす

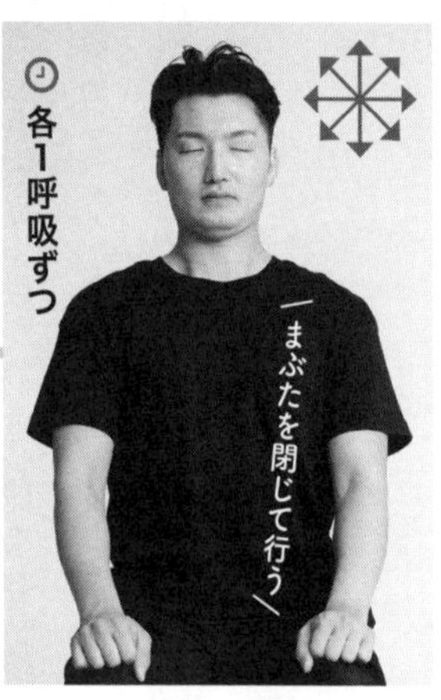

まぶたを閉じ、眼球だけでゆっくりと、下、上、左、右を見る(**1呼吸**ずつ)。その後、左斜め上、右斜め下、右斜め上、左斜め下も**1呼吸**ずつ見る。

2 眼球を3周ずつ回す

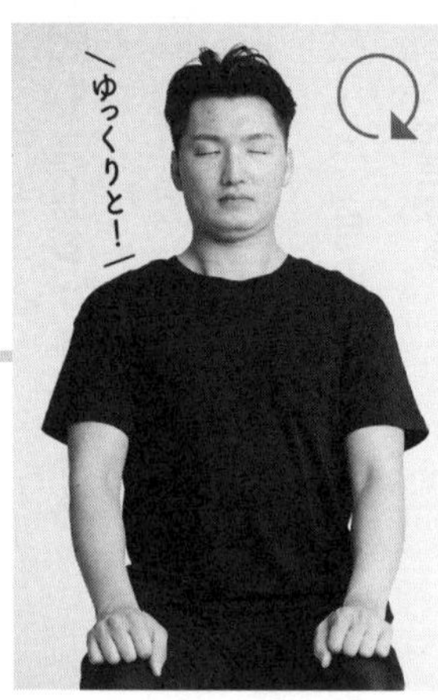

眼球をゆっくりと時計回りに**3周**、反対に**3周**回す。

※ コンタクトレンズを使用している場合は、外してから行ってください。
※ 目が回らない程度にゆっくりと行ってください。眼球は押さないでください。

準備 背すじを伸ばして座る

3 温めた手で目を覆う

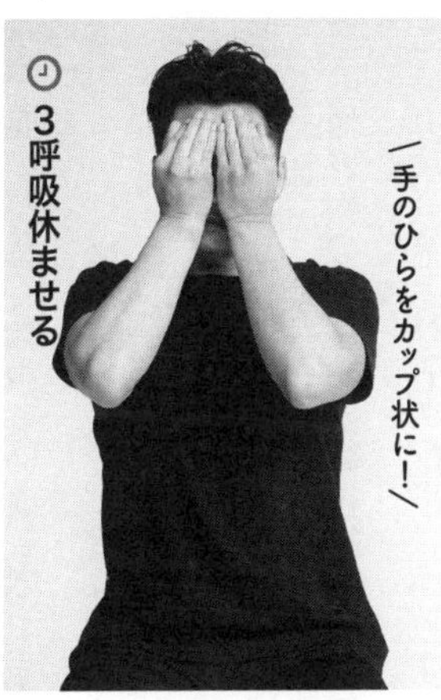

両手をこすり合わせて手を温め、カップ状にして目を覆って、**3呼吸**休ませる。

効果がある理由！

眼球をゆっくり大きく動かすことで血流が良くなり、目の疲れが解消されます。目を開けると視界がパッと明るくなるのを感じるはず！

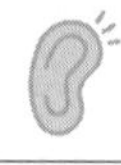

【耳】

○耳の血流の悪さは全身に影響する

自分の耳を軽く引っぱってみてください。もし**痛みを感じるなら、耳がこわばり、血流が悪くなっている**証拠です。

耳は仕事の多い感覚器官なので、実は疲れやすい部位です。耳の周囲は側頭筋などの筋肉や筋膜とのつながりも多いので、全身への影響がかなり強い部位でもあります。

特に、**耳の付け根の硬さは自律神経の乱れにもつながるの**で注意が必要です。このメカニズムは骨の配置にあります。耳のまわりにある「側頭骨」は、自律機能（体内の環境を整えコントロールする機能）の調節を行う視床下部（ししょうかぶ）を支える骨「蝶形骨（ちょうけいこつ）」を左右から挟んでいます。

そのため、耳の周囲の硬さが蝶形骨周辺の硬さにつながり、悪い影響を及ぼすのです。

○耳はポカポカ。頭スッキリ！

耳自体には筋肉がないので、自発的に動かすことができません。そのため、触ってあげることでゆるめていきましょう。特に、**首や肩がこりやすい、頭痛が起こりやすい、緊張しやすいという方の耳は驚くほど硬い**ものです。耳を触るのを習慣化し、耳をほぐしていきましょう。

耳がポカポカ&頭までスッキリして気持ちいい〜！

世界一気持ちいい！

【耳】のストレッチ

1 耳をもみほぐす

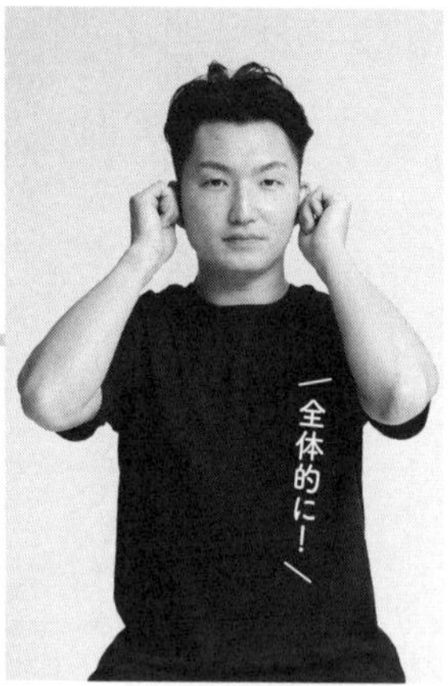

ゆっくり呼吸しながら、耳を全体的にもみほぐす。

2 耳を引っぱる

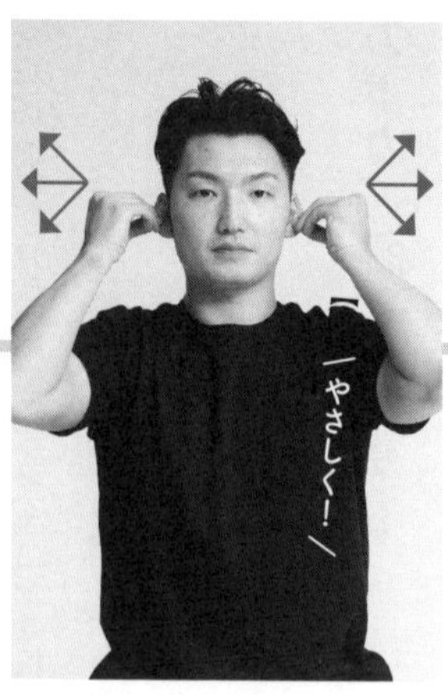

耳をつまみ、真横、斜め上、斜め下にやさしく引っぱる。

準備 背すじを伸ばして座る

3 耳を回す

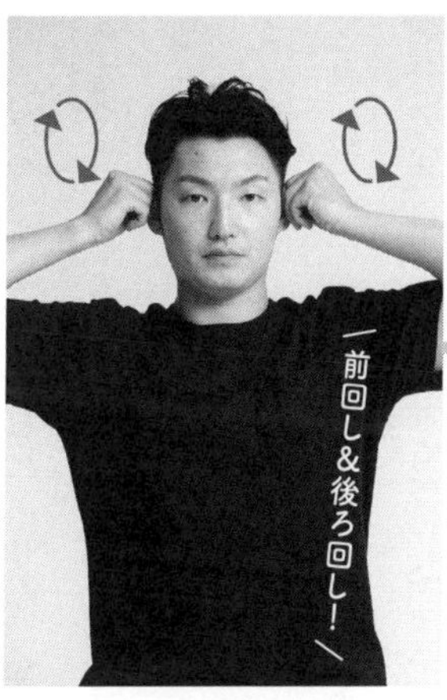

耳をつまんだまま前回しに**10回**、後ろ回しに**10回**回す。

効果がある理由!

耳を引っ張ることで、脳の「視床下部(ししょうかぶ)」(体の自律機能を整える部分)を支える「蝶形骨(ちょうけいこつ)」周辺の緊張がゆるみ、頭の緊張や疲れを気持ち良くリセットすることができます。

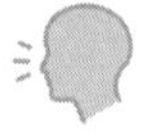
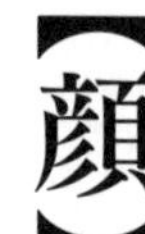

解説

【顔】

○顔の筋肉が表情をコントロールする

「表情が乏しい」「目が笑っていない」などと言われる方は、眉毛を動かす筋肉が硬くなっているかもしれません。眉毛はヒト特有のパーツで、表情を伝える役割をしています。**眉毛を動かす筋肉の動きが柔らかくなると、表情も自然と豊かになります。**

顔にはたくさんの筋肉が重なり合っています。特に顔の下半分の筋肉は、笑うときに頬を引き上げたり、唇やアゴを動かしたりするので、**疲れやすい部分です。**重力の影響も受けやすく、こわばりやすい部分でもありまます。歯を食いしばる癖のある方は、アゴの筋肉が硬くなってしまい、**エラが張る原因にもなります。**

○顔の筋肉をほぐして自然な笑顔に！

長時間一人で仕事をする方は無表情になる時間が長いので、顔のストレッチは大きな効果があります。

自然な笑顔を作るにはまず顔の筋肉をほぐしましょう。**筋肉がこわばったままでは、顔が引きつって作り笑いに見えてしまいます。**顔の筋肉の多くは皮膚に付いているので、やさしく触るのがポイントです。軽い刺激でも十分に筋肉がゆるみます。**人と会う前の顔ストレッチはいいことずくめ。**ぜひ習慣にしてください。

顔の筋肉のこわばりがとれて気持ちいい〜！

世界一気持ちいい！【顔】のストレッチ

1 眉毛をもみほぐし、引っぱる

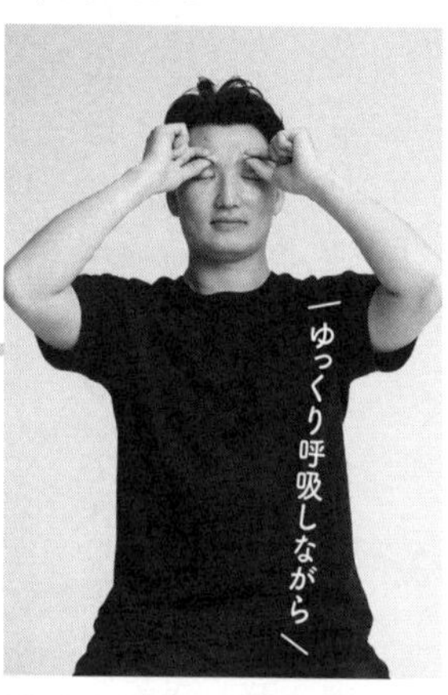

眉毛を親指と人差し指でつかみ、やさしくもみほぐす。次に眉毛をまんべんなくやさしく引っぱる。

2 頬骨の下を親指でなぞる

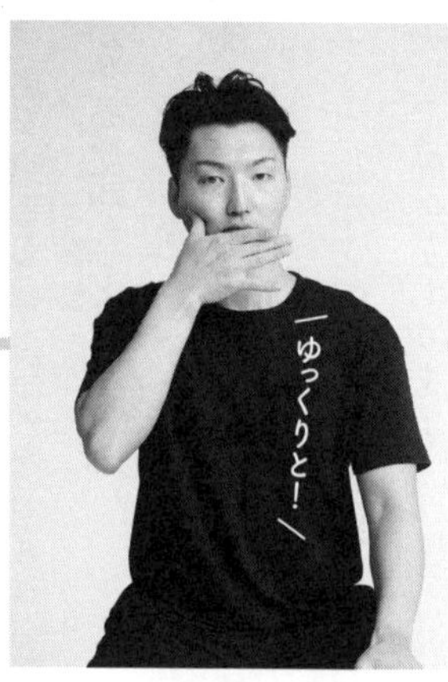

頬骨の下を親指で骨に沿って外側に向かってゆっくり5回なぞる。

準備 背すじを伸ばして座る

3 アゴの付け根をほぐす

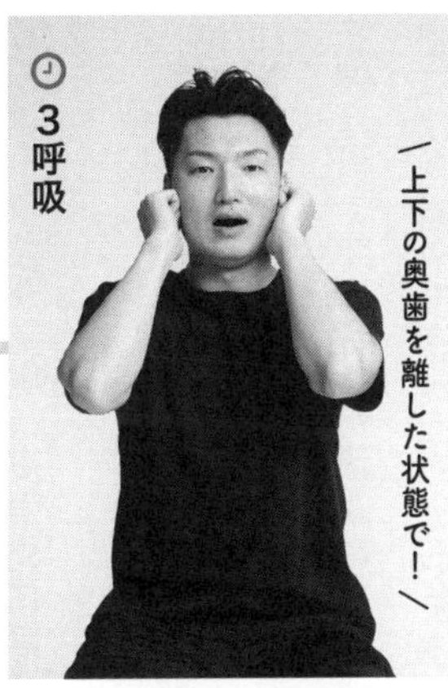

口を軽く開け、奥歯とアゴの付け根にある筋肉（奥歯をかみしめると盛り上がる部分）を、軽く握ったこぶしで円を描くようにほぐす。**3呼吸**続ける。

4 アゴの付け根を上から下になぞる

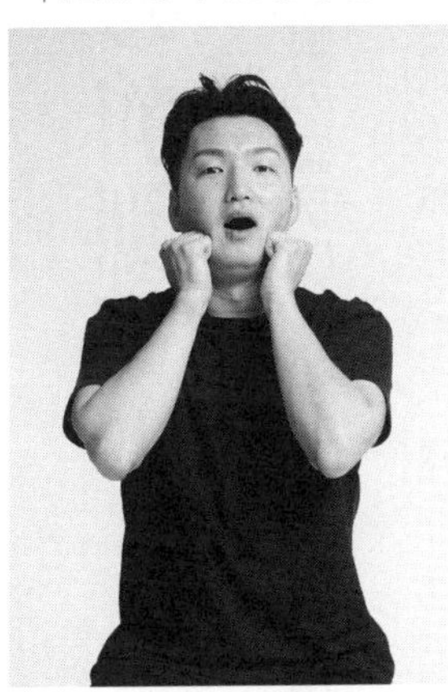

口を軽く開けたまま、**3**と同じ箇所を、こぶしで上から下に向かってやさしく**5回**なぞる。

効果がある理由！

硬直した顔の筋肉をゆるめると、顔の筋肉が動きやすくなり、自然な笑顔が作れます。血流が良くなり、顔色も健康的に。また、リンパ液の流れが良くなって顔のむくみの改善が期待されるので、小顔効果もあります。

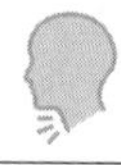

解説

【首の前側】

○首の前側のコリにはなかなか気づけない

「首がつらい」と感じるとき、思わず手を当てるのは首の後ろ側ではないでしょうか？　ですが、実は**真っ先にほぐすべきは「首の前側の筋肉」**です。

スマホを手に持ちながら見る姿勢や、パソコンのモニターを見る姿勢は、いずれも前かがみです。このとき首の**前側の筋肉はギュッと縮み、**後ろ側の筋肉は引き伸ばされた状態になっています。

首の前側には食道や気管が通っています。ここの筋肉が硬くなると、

「呼吸がしづらい」「のどが詰まった感じがする」などの不調につながります。さらに首の緊張が自律神経の乱れを招く恐れもあります。

○首の疲れは前側から取る！

いくら背すじを伸ばしても、頭が体よりも前に出ていては首のコリは改善しません。また、首の後ろ側だけゆるめても、前側の筋肉に引っ張られ、すぐに首のコリは戻ってきます。まずは**首の前側をゆるめて、頭が後ろに戻りやすいよう**にしてあげましょう。

さらに肩甲骨や胸、お腹まわりも伸ばしていくと、良い姿勢を作りやすくなり、首の負担も軽減されます。

首の前側がグ～ッと伸びて気持ちいい～!

世界一気持ちいい!【首の前側】のストレッチ

1 手で鎖骨を押さえ、アゴを突き上げる

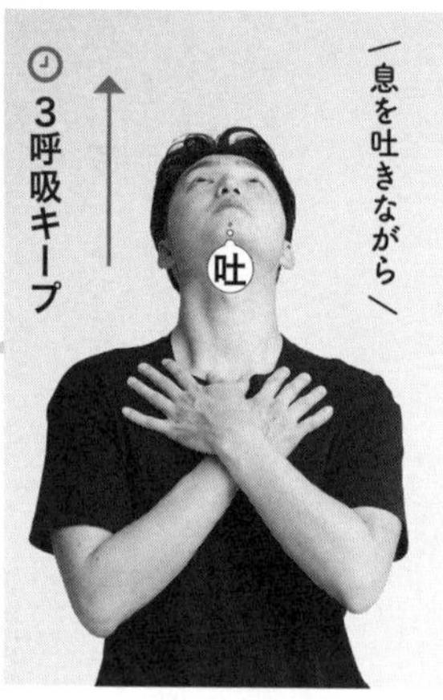

手をクロスして鎖骨の真ん中を押さえ、皮膚を少し下に引く。息を吐きながら口を閉じたままゆっくりと上を向き、アゴを突き上げる。気持ちいい伸びを感じたら**3呼吸キープ**。

2 右斜め上にアゴを突き上げる

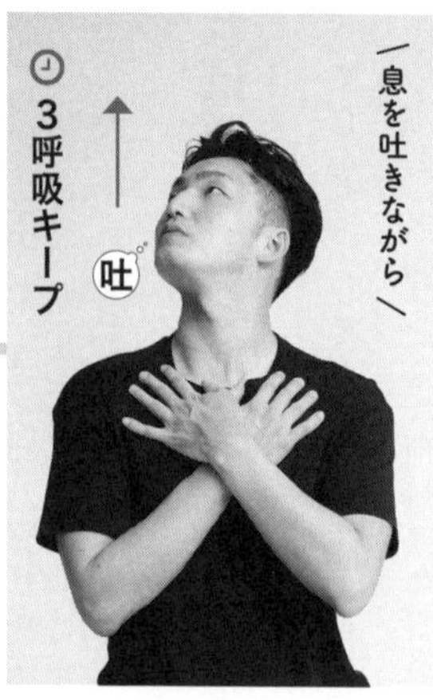

首を正面に戻し、息を吐きながら右斜め上に顔を上げ、アゴを突き上げる。伸びを感じたら**3呼吸キープ**。

準備 背すじを伸ばして座り、首をさする

3 左斜め上にアゴを突き上げる

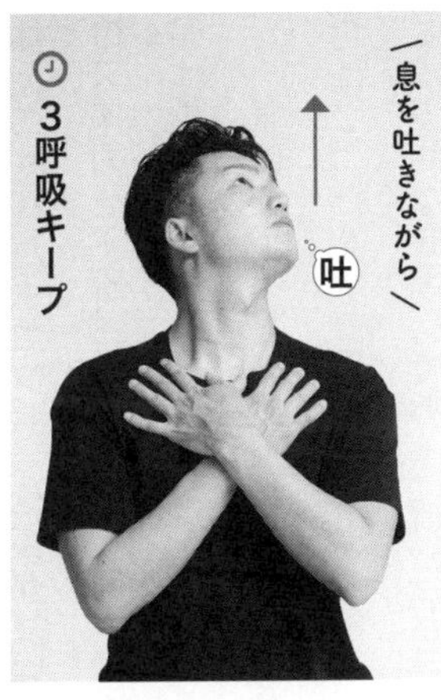

2と同様に、息を吐きながら左斜め上にアゴを突き上げ、**3呼吸キープ**。

効果がある理由！

猫背の人は首の前側の筋肉が緊張し、縮こまった状態になっています。その結果、呼吸も浅くなりがちに。このストレッチをすると、伸ばしている最中もどんどん空気が入って、呼吸がしやすくなります。首の前側もスーッとラクになるはず。

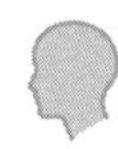

解説

【首の横・後ろ側】

○首はLサイズのスイカ1玉分の重さを支えている

自分の頭の重さをご存知ですか？

正解は体重の約10パーセント。体重が60キロなら頭は約6キロです。Lサイズのスイカを1玉、首の上にのせているようなものですね。そのため、頭が体の真上にあれば無理なく支えられますが、**頭が体よりも前に出ると、一気に支える首の負担が大きく**なります。それが、肩がすくんだり猫背になったりする原因のひとつです。

肩コリの代表的な原因筋である「僧帽筋（そうぼうきん）」は、首、肩甲骨、背中にかけて大きく広がる筋肉です。肩に力が入ってすくみやすい方は、僧帽筋の上部が縮みっぱなしになっています。しかし、ほとんどの方が力んでいるという自覚がないので、いざ脱力しようと思っても、意外と難しいのです。

○首コリを放置すると頭痛の原因に！

首に不快感、違和感を感じる方は、首コリになっています。放置していると、首コリが慢性化して頭痛や、集中力の低下につながってしまいます。そうなる前にしっかりストレッチしてコリをなくしましょう。

首と肩がグ～ッと引き離されて気持ちいい～！

世界一気持ちいい！【首の横・後ろ側】のストレッチ

1 手で側頭部を押さえる

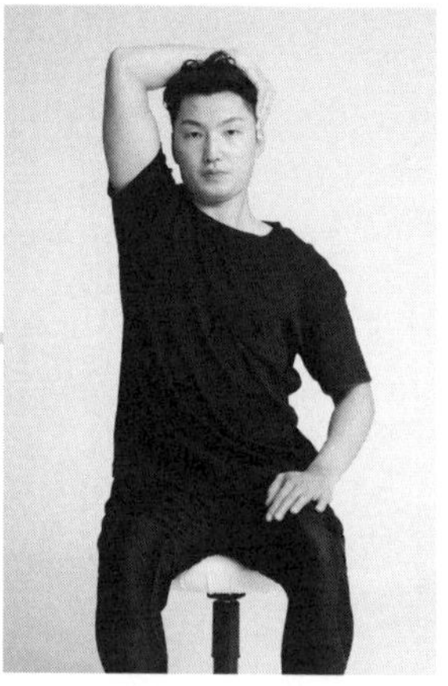

右の手のひらで左の頭の横を押さえる。

2 頭を右斜め前に倒す

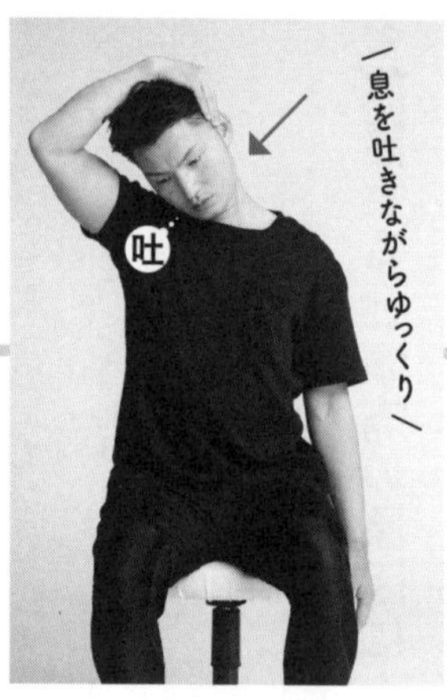

息を吐きながらゆっくりと右斜め前に頭を倒し、左の首筋に気持ちいい伸びを感じたらストップ。

準備 背すじを伸ばして座り、首から肩にかけてさする

3 左手の付け根を斜め後ろ下に突きだす

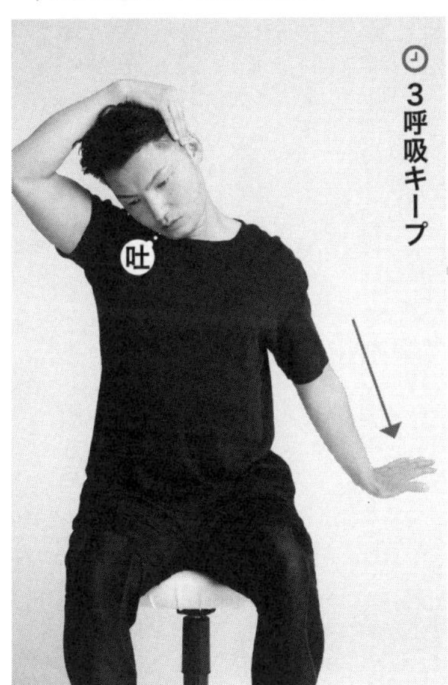

右手はそのまま、左手の手首を外側に曲げた状態で斜め後ろ下に突き出すように下げる。気持ちいい伸びを感じたら**3呼吸キープ**。息を吸いながら頭を戻す。反対側も同様に行う。

効果がある理由！

肩と耳を引き離すようにゆっくりと伸ばすと、首から肩にかけての筋肉がゆるみ、肩の力が抜けて極楽状態になります。首の緊張が取れると首の動きがスムーズになり、頭も軽くなります。

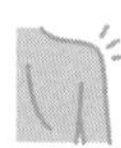

解説

【肩・肩甲骨】

○四十肩予備軍をチェック！

　バンザイをしてみましょう。もし**腕が耳の横までスッと上がらなければ、四十肩予備軍**かもしれません。

　肩関節は最も可動域が広い関節ですが、日常の動作で大きく動かすことは少ないもの。意識的に動かさないと、**肩まわりの筋肉が次第に硬くなってしまいます。**

　腕を動かす動作は、肩だけでなく肩甲骨も動くことで成り立っています。肩甲骨はろっ骨の上に浮いているので、**あらゆる方向に動かせるの**

が理想です。しかし、意識的に動かさないと、まわりの筋肉によってガチガチに固められてしまいます。特に猫背の方は肩甲骨が前に入り、左右の肩甲骨の間の筋肉が常に引っ張られて硬くなっています。

肩甲骨が動かないと、さらに肩コリはひどくなってしまいます。

○腕は肩甲骨ごと動かす習慣を

肩の気持ち良さに欠かせないのは、**肩甲骨まわりの柔らかさ**です。肩甲骨をめいっぱい動かすと背中の筋肉の血流が良くなり、肩まわりがスーッとします。肩甲骨は腕の土台なので、**普段から腕を動かすときは肩甲骨から動かすように**してみましょう。ただし、痛みがある場合は無理せず小さな動きから始めましょう。

肩・肩甲骨がグ～ッとほぐれて気持ちいい～！

世界一気持ちいい！【肩・肩甲骨】のストレッチ

1 両腕を左右に伸ばす

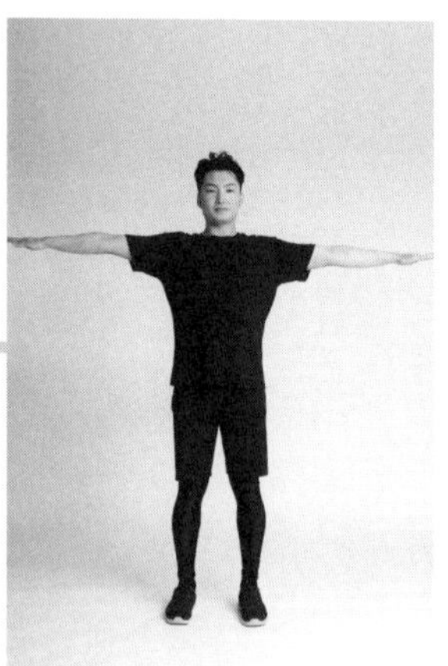

両腕を肩の位置で水平に伸ばす。

2 腕全体を交互にひねる

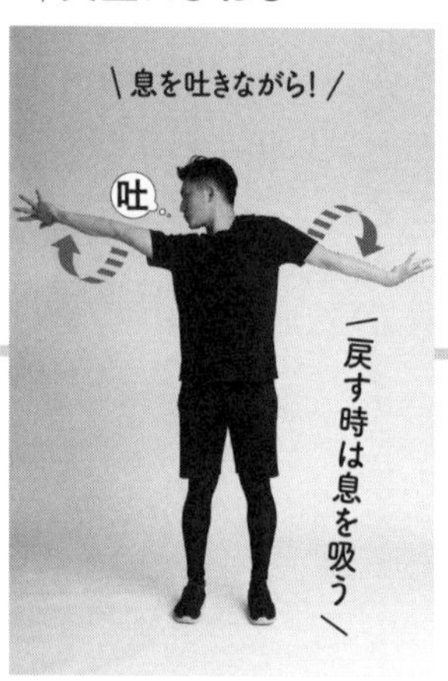

息を吐きながら、右腕は前に、左腕は後ろにひねる。指先から肩甲骨までをゆっくりとひねる。目線は右へ。息を吸いながら元に戻し、反対側にひねりながら左を向く。交互に10回行う。

準備 背すじを伸ばして立ち、肩や胸、腕、脇の下をさする

3 腕を上下にしてひねる

息を吐きながら!
吐
戻す時は息を吸う
目線は上の手の指先へ!

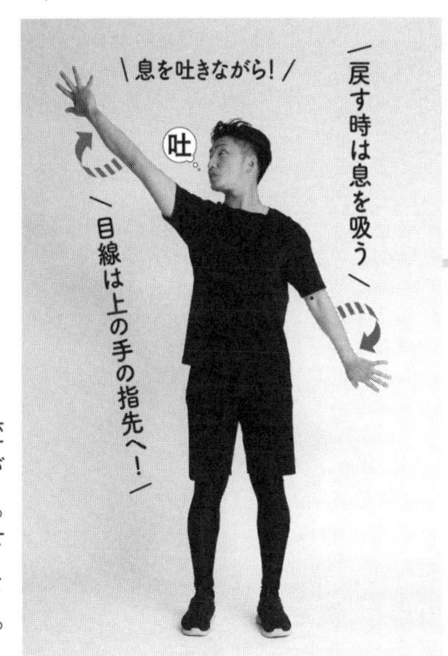

腕の位置を上下に変えて、息を吐きながら**2**と同様にひねる。息を吸いながら上下を入れ替えて、息を吐きながらひねる。交互に**10回**行う。

効果がある理由!

腕、肩、肩甲骨まわり全部が一気にほぐれることで、これまで味わったことのない心地良さを体感できるでしょう。肩甲骨まわりのつっぱった感じがとれるので、腕も軽くなります。

肩甲骨まわりがグ～ッと伸びて気持ちいい～！

世界一気持ちいい！

【肩甲骨寄せ】ストレッチ①

1　両腕を前に伸ばす

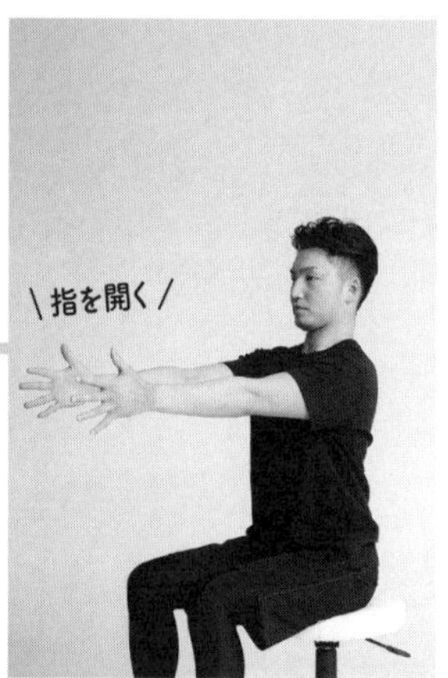

両腕を前に伸ばし、指をしっかり開く。

2　両腕を真上に上げる

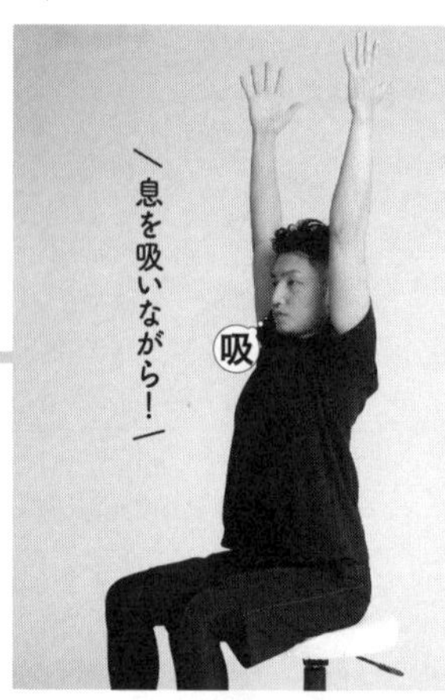

息を吸いながら、ゆっくり両腕を耳の横まで上げる。このとき、指先がなるべく体の遠くを通るように意識する。

準備　背すじを伸ばして座り、肩や胸、脇の下をさする

3 手のひらを外側に向ける

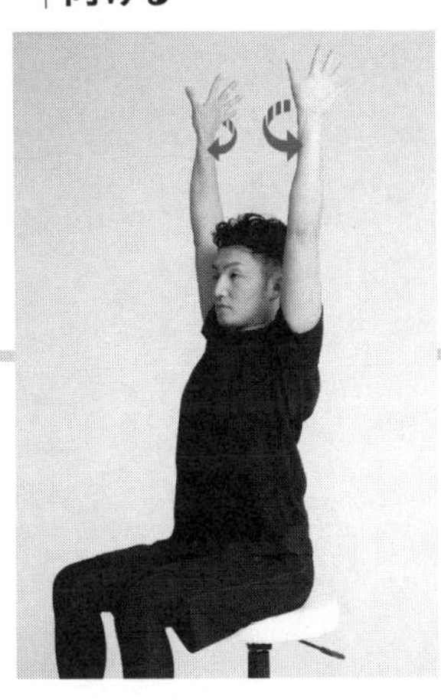

腕が真上まで上がったら、手のひらを外側に向ける。

4 ヒジから下げる

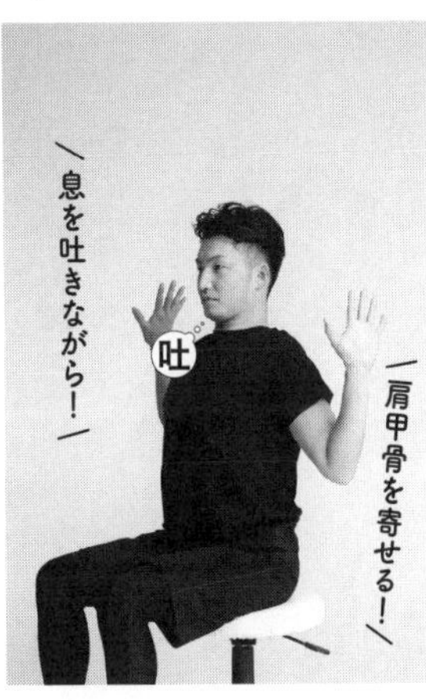

息を吐きながら、肩甲骨を寄せるようにしてヒジから両腕をゆっくり下ろす。**1～4を5回行う。**

効果がある理由！

肩甲骨をめいっぱい上げたり寄せたり開いたりすることによって、肩甲骨が正しい位置に戻ります。背中の緊張がとれて胸も開きやすくなり、見た目の印象も良くなります。

実践!

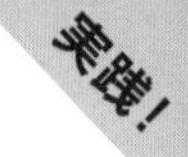

肩甲骨のコリに直撃して気持ちいい〜!

世界一気持ちいい!【肩甲骨回し】ストレッチ

1 上半身を前に倒す

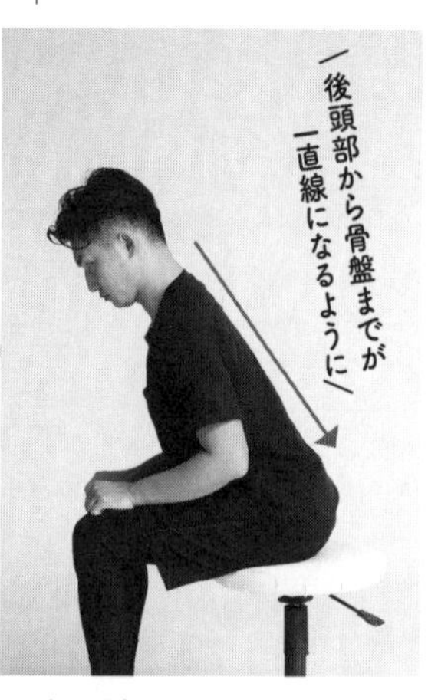

お腹を引き込みながら上半身を前に倒す。後頭部から骨盤までが一直線になるように。

2 ヒジを回す

脇の角度は30度以上離す
胴体をぶれさせない!
30度以上

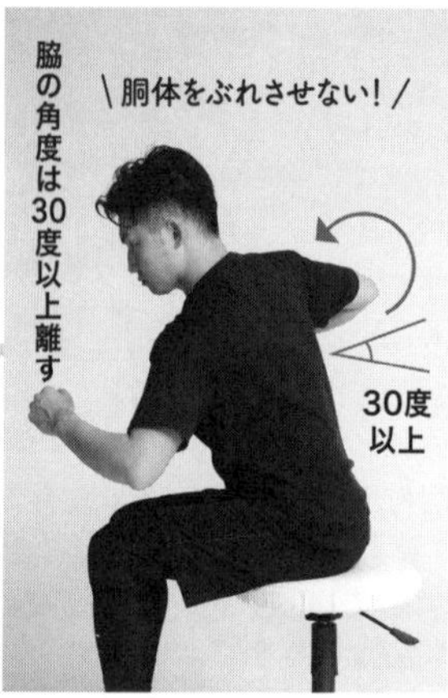

両ヒジを軽く曲げ、ヒジで円を描くように肩甲骨からぐるぐる前に回す。このとき、脇は締めず角度が**30度**以上になるように脇腹から腕を離して**10**回行う。

準備 背すじを伸ばして座り、肩や胸、腕、脇の下をさする

3 反対回りも回す

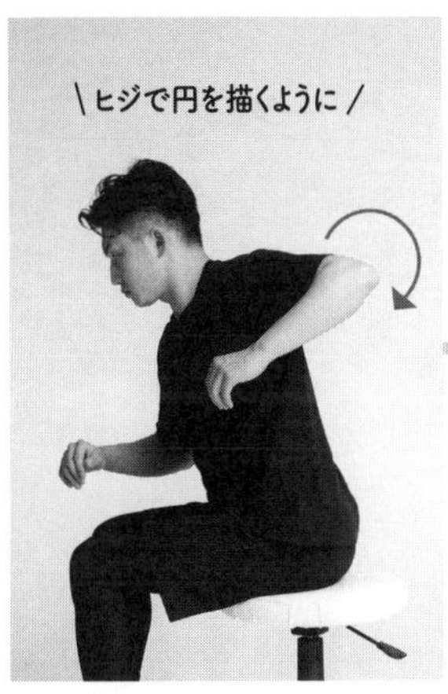

反対回りも同様に**10回**行う。

効果がある理由！

腕と肩甲骨を同時に動かすことで、肩の関節まわりの多くの筋肉のバランスや関節の動きが良くなり、段違いに肩甲骨周辺が軽くなります。肩と肩甲骨の連動が正常になることで、コリや痛みなどが取れやすくなります。

肩まわりがグ〜ッと伸びて気持ちいい〜！

世界一気持ちいい！【肩】のストレッチ

1　肩をすくめ、下ろす

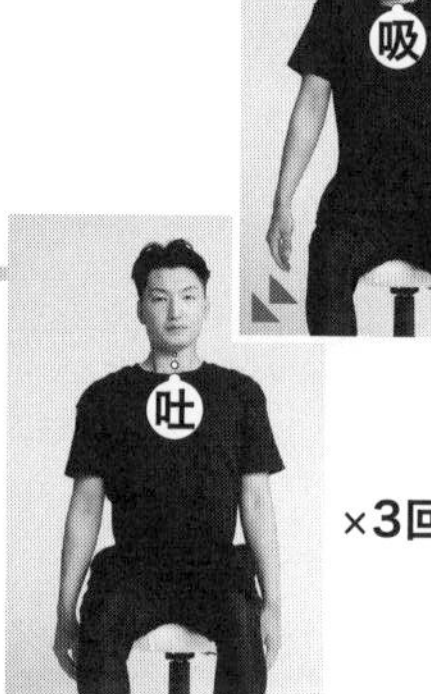

×3回

両肩に力を入れ、息を吸いながら肩をすくめる。そのまま両肩を後ろに回し息を吐きながらストンと落とす。3回くり返す。

2　肩に指をあてる

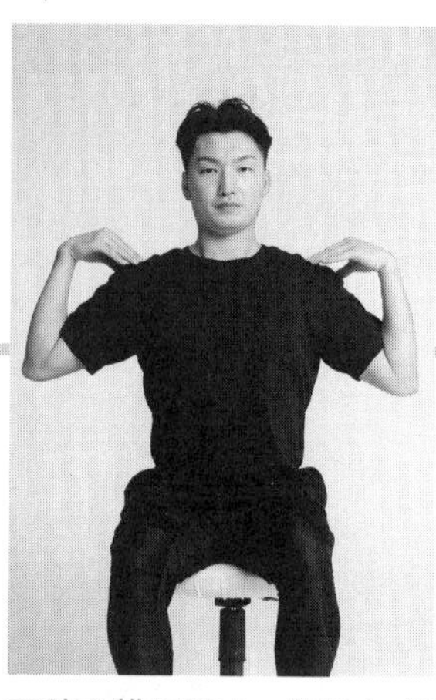

両腕を横に開き、肩先に指をあてる。

準備　背すじを伸ばして座り、肩や胸、腕、脇の下をさする

3 ゆっくり肩を回す

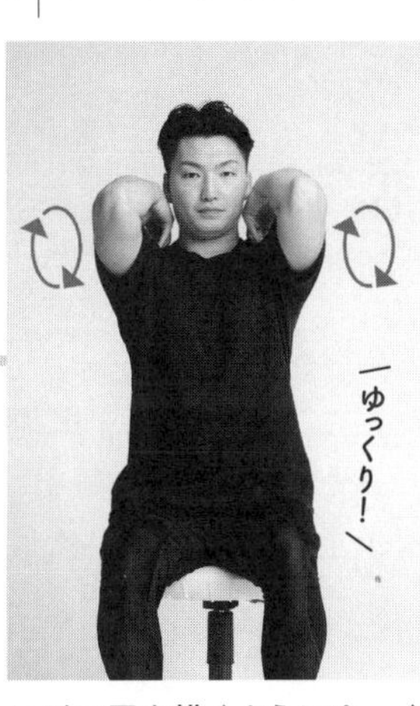

ヒジで円を描くようにゆっくり肩を前から後ろに回す。ヒジを上げるときに息を吸い、下げるときに吐く。

4 さらに大きく回す

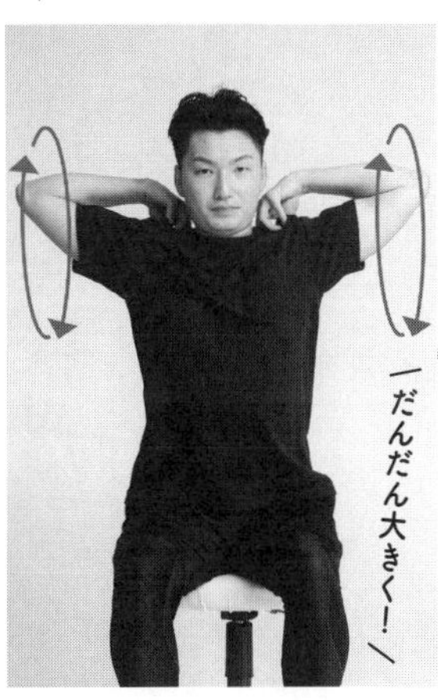

最初は小さく、だんだん大きく回していく。**10回**回す。

効果がある理由！

このストレッチは、はじめはできる範囲で肩を回すのがコツ。徐々に大きく回していくことで、肩、肩甲骨まわりの筋肉がゆるみ、血流が良くなります。普段動かさない範囲で動かすので、肩まわりの緊張が一気に取れます。

肩甲骨が一気に軽くなって気持ちいい〜！

世界一気持ちいい！【肩甲骨寄せ】ストレッチ②

1 両ヒジを90度に

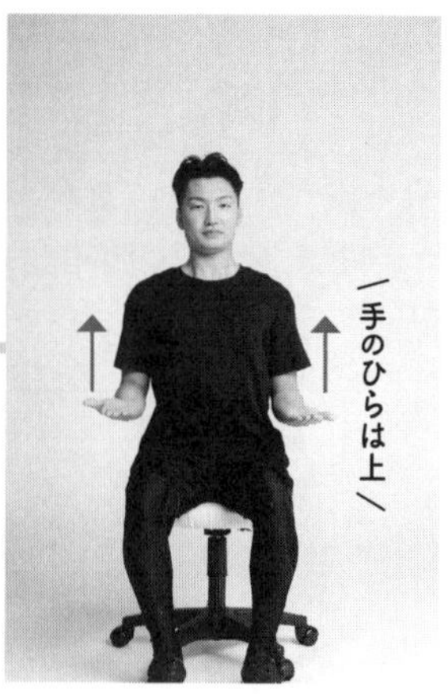

手のひらを上にした状態で両ヒジを**90度**に曲げ、脇を締める。

2 腕を左右に開き、肩甲骨を寄せる

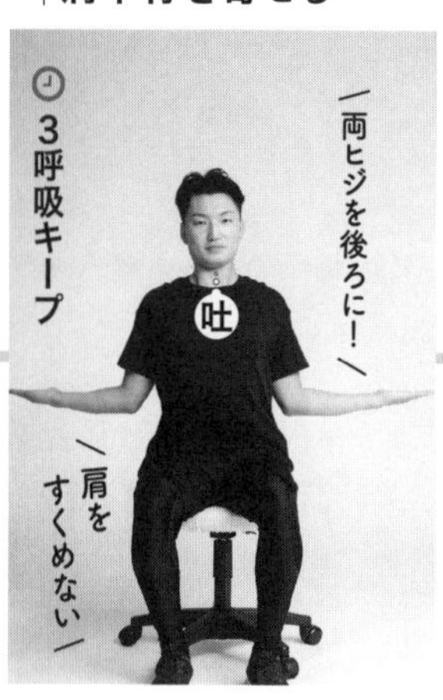

息を吐きながら両ヒジを後ろに引き、腕を左右に開いて、肩甲骨を寄せる。この状態で**3呼吸**キープ。

準備 背すじを伸ばして座り、肩、胸をさする

4 腕を左右に開き、肩甲骨を寄せる

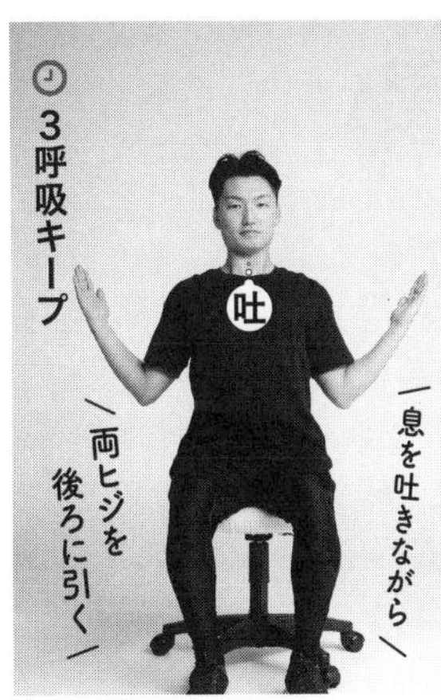

息を吐きながら腕を左右に開いて肩甲骨を寄せる。この状態で**3呼吸**キープ。

3 両ヒジを45度に

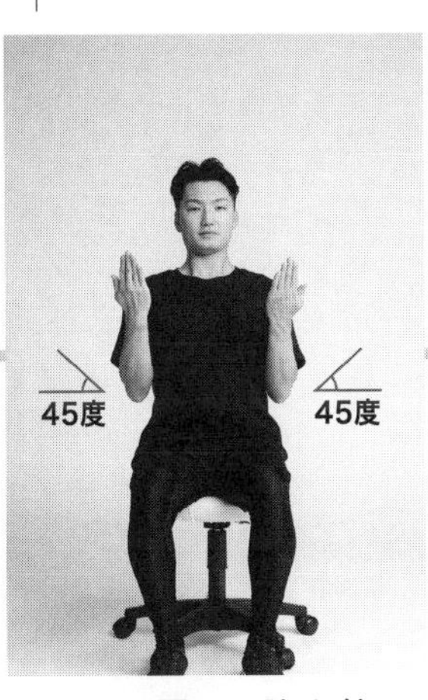

腕を元に戻し、脇を締め、両ヒジを**45度**に曲げる。

効果がある理由！

硬くなっている肩甲骨の間の筋肉をギュッと引き寄せ、力を入れてから解放することで、筋肉が脱力し、血流が一気に良くなります。肩甲骨の間の硬さが取れると、深呼吸のような胸を大きく開く動作がしやすくなります。

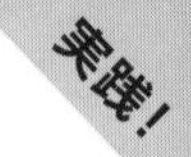

肩のインナーマッスルが伸びて気持ちいい～！

世界一気持ちいい！【肩の深層筋】ストレッチ

1 手の甲を腰にあてる

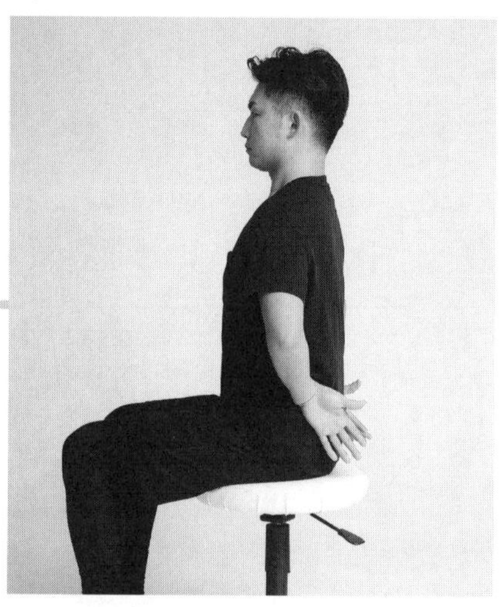

両手の甲を腰に当てる。

準備 背すじを伸ばして座り、肩や胸、腕、脇の下をさする

2 両ヒジを前に出す

息を吐きながらゆっくり両ヒジを前に出す。このとき肩の後ろ側の伸びを感じるようにする。**3呼吸キープ。**

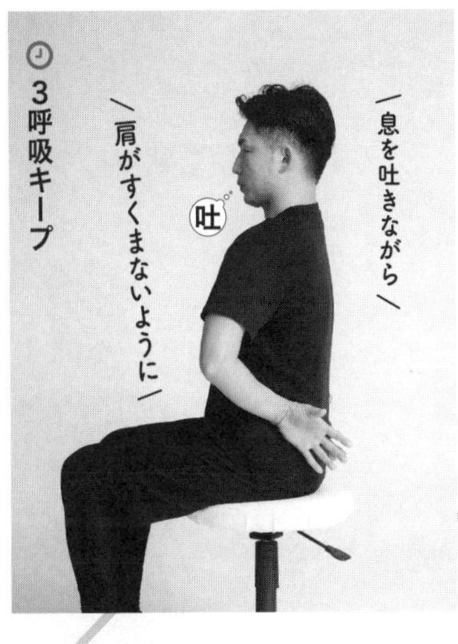

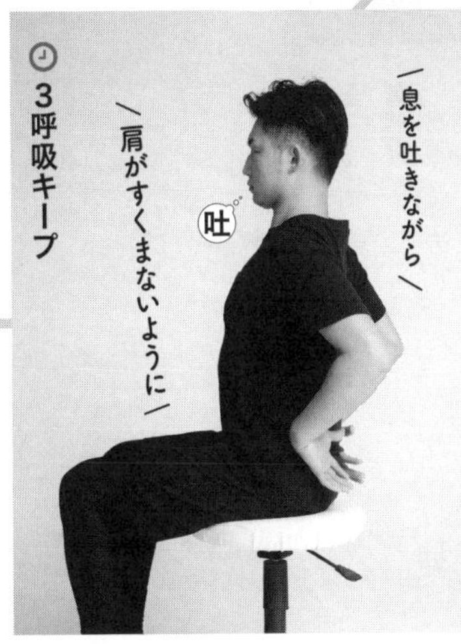

3 両ヒジを後ろに引く

両ヒジを後ろに引く。このとき肩の前側の伸びを感じるようにする。**3呼吸キープ。**

4 手の甲を背中につけて上へ

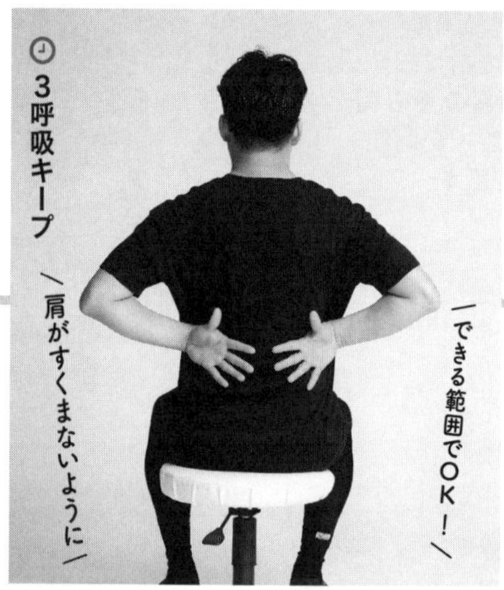

手の甲を背中につけ、できる範囲で上に上げていき、ヒジを後ろに開く。**3呼吸キープ。**

5 頭の後ろで手を組む

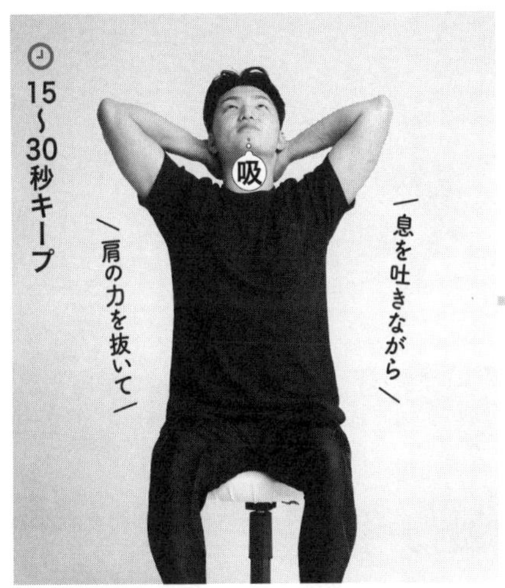

息を吸いながら腕を前に戻し、頭の後ろで手を組み、少し斜め上を向いてリラックスする。自然な呼吸で**15～30秒キープ**。

効果がある理由！

肩関節を安定させているインナーマッスルをバランスよく伸ばすことで、肩をスムーズに動かすことができるようになります。肩関節が安定すると首や腕の負担も軽くなり、重さや痛みなどが取り除かれていきます。

肩甲骨間の筋肉が最大限に伸びて気持ちいい〜！

世界一気持ちいい！【肩甲骨離し】のストレッチ

1 胸の前で手を組む

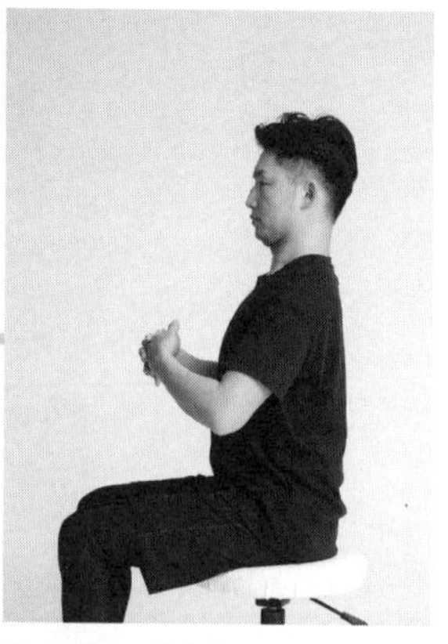

胸の前で手を組む。

2 腕を前に出し背中を丸める

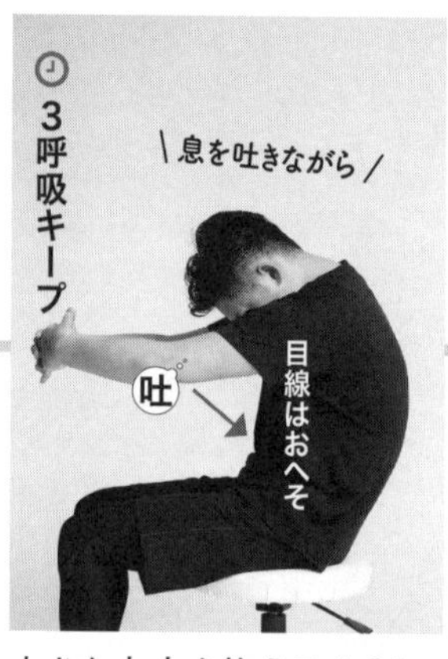

大きな丸太を抱えるように、息を吐きながらヒジが伸びきらないようにゆっくりと腕を伸ばしていき、背中を丸める。肩甲骨の間に気持ちの良い伸びを感じたら**3呼吸キープ**。息を吸いながら正面に戻る。

準備 背すじを伸ばして座り、肩や胸、脇の下をさする

3 斜め下に背中を伸ばす

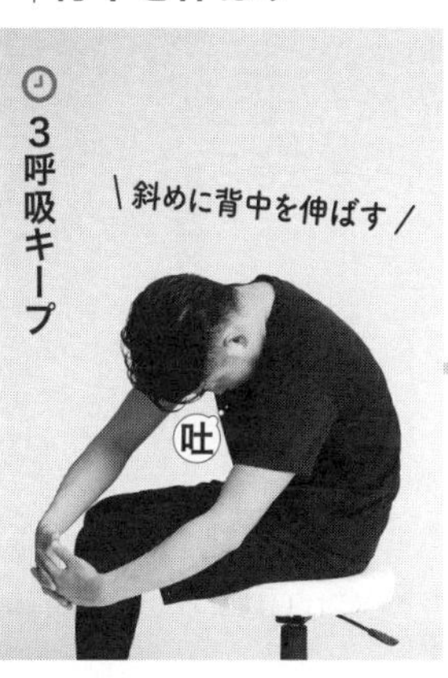

息を吐きながら、ゆっくりと左足のつま先の方へ手を下ろし斜めに背中を伸ばす。肩甲骨の間に気持ちの良い伸びを感じたら**3呼吸キープ**。息を吸いながら体を正面に戻す。反対側も同様に。

4 胸を開く

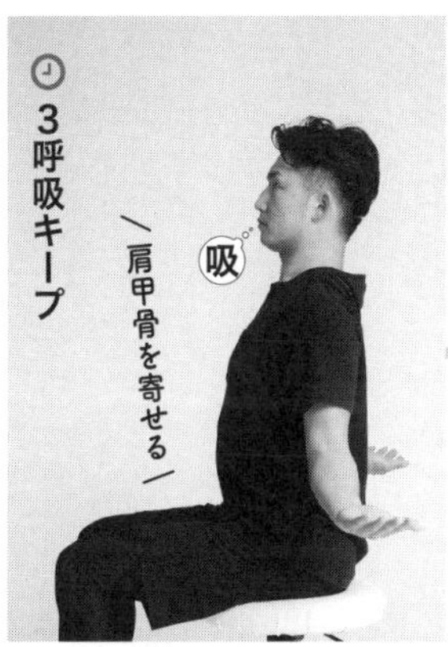

両ヒジを軽く曲げた状態で、手のひらを上向にする。息を吸いながらゆっくりと腕を横に開いて胸を開き、肩甲骨を寄せる。**3呼吸キープ**し、最後は脱力。

効果がある理由！

このストレッチを行うと、肩甲骨の間の筋肉が最大限に伸び縮みし、筋肉の柔軟性が増します。姿勢の悪さのせいで固まった肩甲骨まわりの緊張が取れ、ジワーッと血流も良くなり、脱力できます。

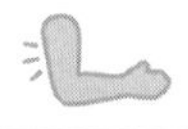

解説

【腕】

○あなたの腕、非常事態ですよ！

今、**腕が内側にねじれている人が急増しています。**

自然に立ったとき、手の甲はどの方向を向いているでしょうか。本来なら正面から見たときは手の甲は見えません。もし見えているなら、ねじれが発生しています。

パソコン作業のとき、ヒジから下は常に内側に丸めて使います。そのため**気づかないうちにヒジ下が内側にねじれる**のです。また、ヒジ下には指先を動かす筋肉が付いているため、**指先をよく使う方はこの部分が**

必ず硬くなっています。

ヒジから上の「上腕二頭筋」と「上腕三頭筋」も疲れを感じにくい部分ですが、こちらも何かと酷使しがちです。どちらも肩甲骨に付着しているので、これらの筋肉が硬くなると肩関節の動きも硬くなり、**肩コリや四十肩**につながります。

○肩コリが良くならない原因は腕

腕の筋肉の硬さは、見落とされがちな**肩コリの原因**です。ヒジ下のねじれは肩まで伝わり、**巻き肩や猫背**にもつながります。何をしても肩コリが良くならない方は、ヒジ下から指先をギューッと外側にひねり、ねじれを改善しましょう。

二の腕がグ〜ッと伸びて気持ちいい〜！

世界一気持ちいい！【二の腕】のストレッチ

1 ヒジを曲げ伸ばしする

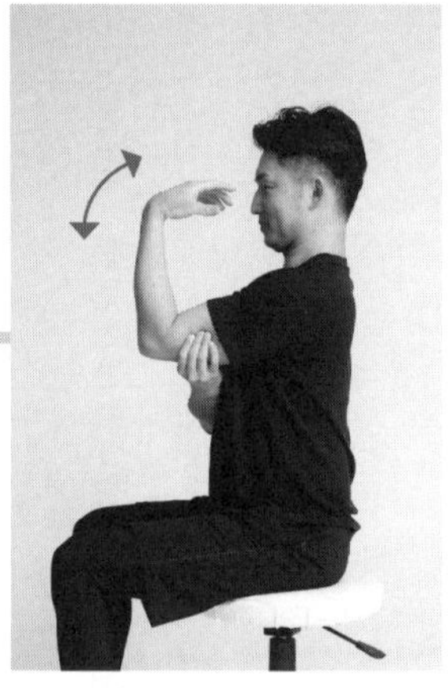

二の腕をつかんだ状態でヒジをゆっくり曲げ伸ばしする。反対の腕も同様に。

2 左手を上げる

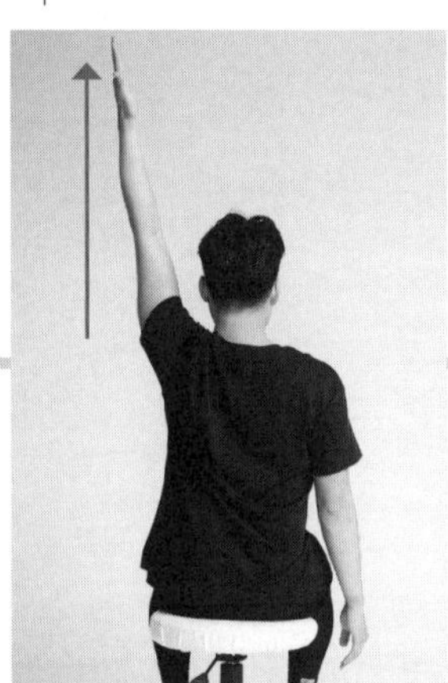

左手を上に上げる。

準備 背すじを伸ばして座り、二の腕、脇の下をさする

3 左ヒジを曲げる

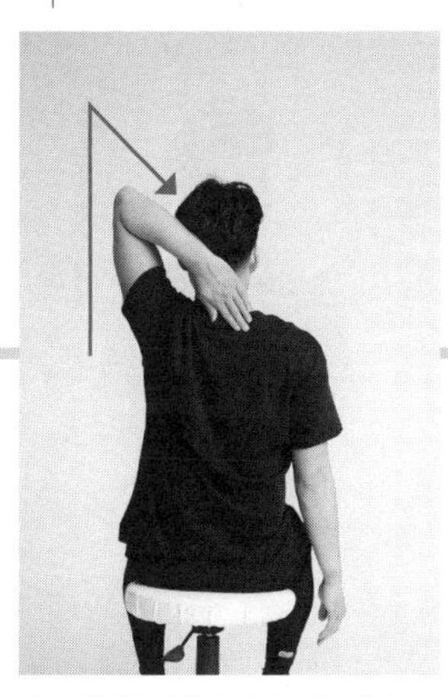

2の状態で左ヒジを曲げる。

4 右手でヒジをおさえる

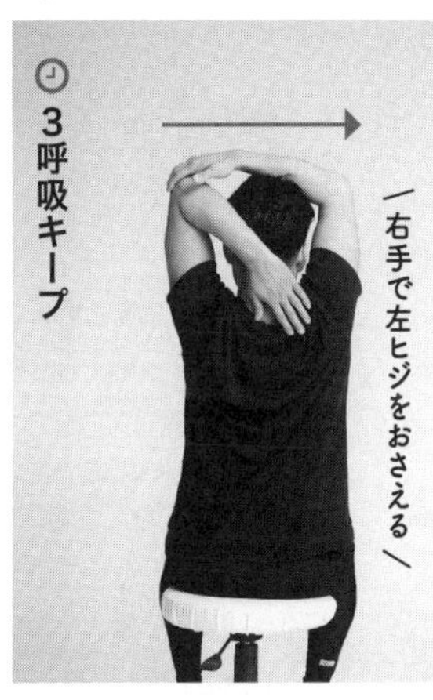

右手で左ヒジをおさえ、頭の後ろの方に引き寄せる。二の腕の伸びを感じたところで**3呼吸キープ**。反対も同様に。

効果がある理由！

二の腕の硬さが取れると、ヒジが伸ばしやすくなり、肩も上がりやすくなります。肩甲骨や肩関節の動きも良くなるので、肩コリ、首コリが軽くなり、頭までスッキリします。二の腕のたるみ解消にも効果的です。

ヒジ下のねじれがとれて気持ちいい〜！

世界一気持ちいい！【ヒジ下】のストレッチ

1 ヒジと指2本を曲げる

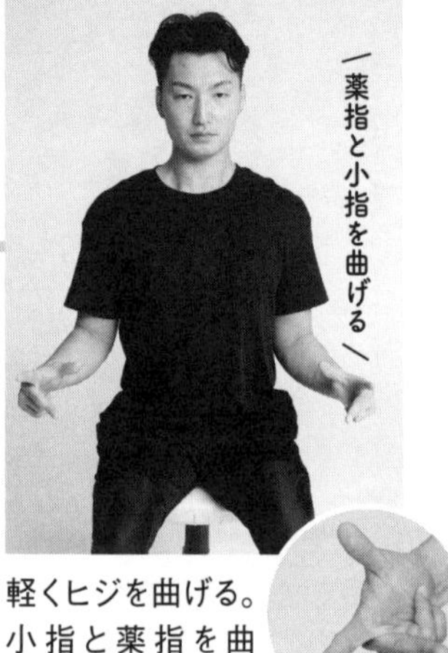

軽くヒジを曲げる。小指と薬指を曲げ、ほかの3本の指はしっかり開く。

2 指先〜ヒジを外側に回す

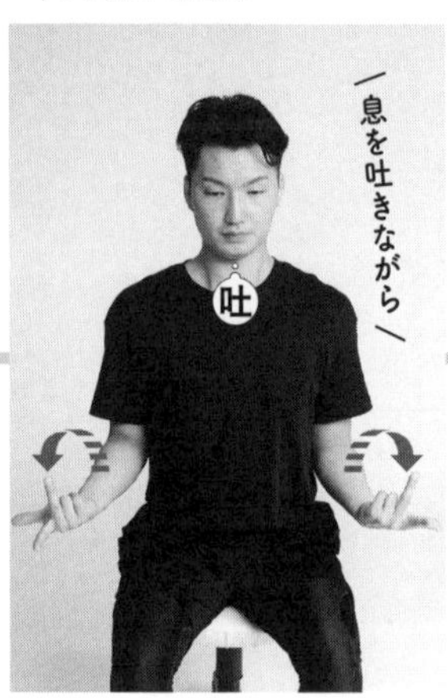

息を吐きながら、中指が外側に向いていくように、指先からヒジに向けてゆっくりと外側に回す。

準備 背すじを伸ばして座り、肩や胸、ヒジ下をさする

3 ヒジ下全体を外側に開く

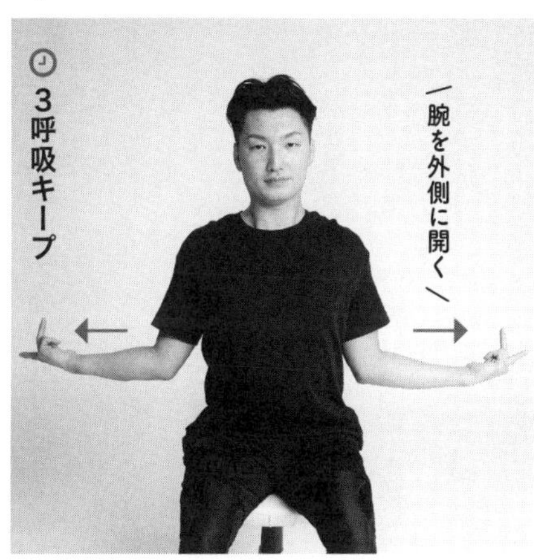

目いっぱい外側に回したら、腕全体を軽く外側に開く。肩をすくめないようにしながら**3呼吸キープ**したら、ゆるめる。**1～3**を**3回**行う。

効果がある理由！

指先から外側にひねるようにストレッチを行うことで、内側にねじれていた腕が本来の位置に戻り、リラックス状態に。ヒジ下の緊張がとれて肩の位置も正常に戻り、肩から下がフワッと軽くなります。

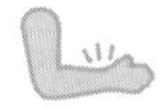

解説

【手首】

○手首の疲労は蓄積すると危険！

手首は指先を動かす筋肉が多く通っているところです。趣味や仕事などで日頃から手をよく使う方は**手首を酷使しやすく、疲労が蓄積すると腱鞘炎**（けんしょうえん）**に**なってしまいます。よく使う割に、あまりケアしていない方も多いのではないでしょうか。

キーボード入力のように手首を固めた状態で指を動かしていると、手の甲が固まってきます。その結果、手首の疲労が蓄積し、ある日突然、**手をついて起き上がれなくなる**、なんていうことも起こり得ます。

また、手首のこわばりはヒジや肩にも広がります。肩コリのある方は手首も固まっていることが多いもの。手首をゆるめることは、肩コリの解消にもつながります。

○隙間時間に細かくメンテナンスすべし

手は休ませるのが難しい部位です。隙間時間に、**手首まわりを伸ばす習慣**をつけましょう。体の末端である手首を動かすと、血液やリンパ液が体の中心に戻りやすくなり、冷えやむくみも改善します。手首はデリケートな部分なので、やさしく伸ばしましょう。

手首の疲れがとれて気持ちいい〜！

世界一気持ちいい！【手首】のストレッチ

1 合掌ポーズで手首を下げる

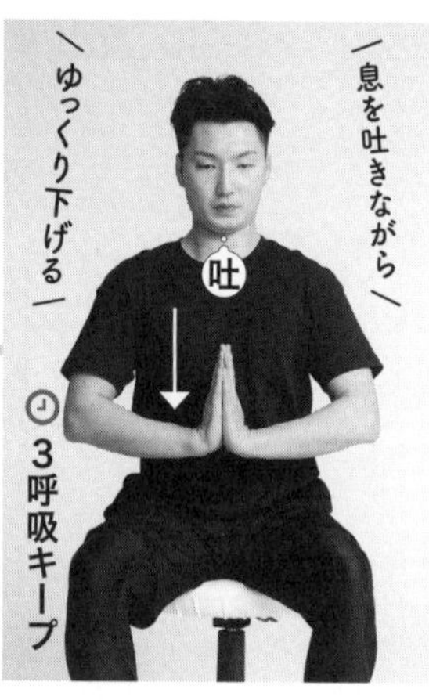

胸の前で両手を合わせ、息を吐きながらゆっくり手首を下げる。手首に気持ちの良い伸びを感じたら**3呼吸キープ**。

2 逆さ合掌ポーズで手首を引き上げる

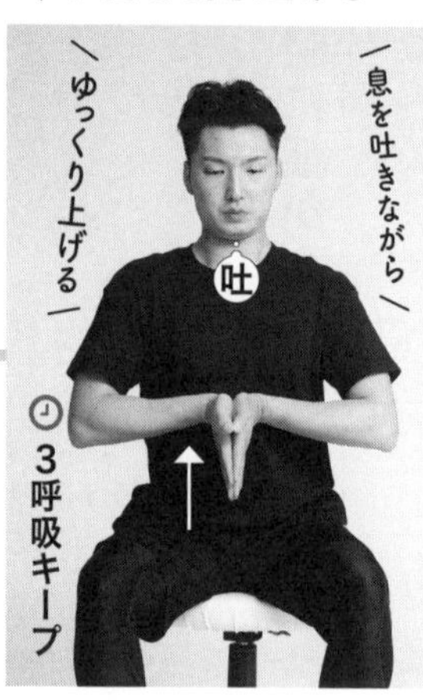

おへその前で指先を下に向ける。息を吐きながらゆっくり手首を引き上げ、伸びを感じたら**3呼吸キープ**して元の位置に戻す。

準備 背すじを伸ばして座り、腕全体、手首、手をさする

3 手の甲を合わせて手首を下げる

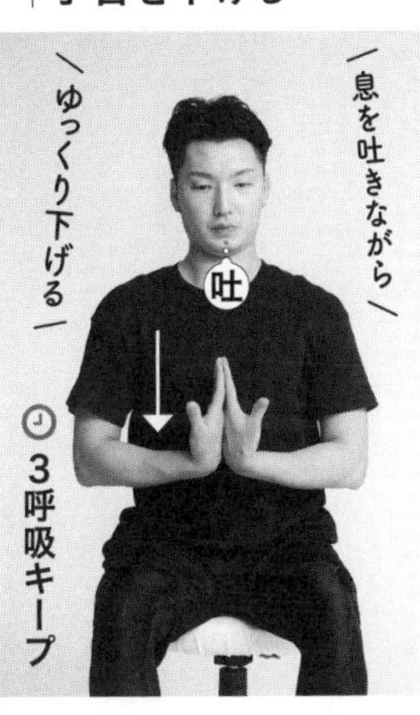

胸の前で、手の甲全体を合わせて息を吐きながらゆっくり手首を下げる。手首に伸びを感じたら**3呼吸キープ**して元の位置に戻す。

4 下向きに手の甲を合わせ、手首を引き下げる

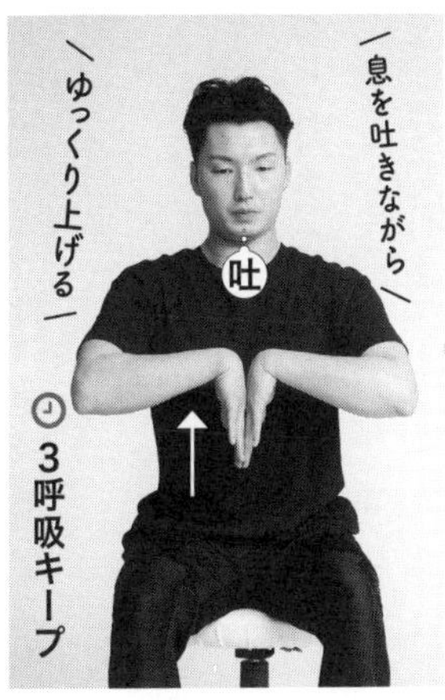

おへその前で指先を下に向ける。息を吐きながらゆっくり手首を引き上げ、伸びを感じたら**3呼吸キープ**して元の位置に戻す。

効果がある理由！

手首周辺の筋肉をじっくり伸ばしていけば、酷使している手首の緊張がゆるみ、手の疲れを気持ち良くとることができます。こまめにストレッチをすることで、手首のこわばりが軽くなり、腱鞘炎の予防にもなります。

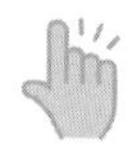

【指】

○指はずっと丸まっている

手や指は日常生活で無意識に動かしていますが、人間の体の中でも特に複雑な構造になっています。ものを握る、押す、叩く、ねじる、すくうなどさまざまな機能があり、絶え間なく動かしています。指は常に丸まっていて、日常動作では思いきり反らすことはありません。ですから**指を思いっきり開くだけでもストレッチ**になります。

忙しく張り詰めた緊張状態のときは、指先まで力が入っています。逆に指先をゆるめることで、神経の緊張状態を緩和することができるといえます。

○指を反らすと肩の力が抜ける！

指は積極的に反らしましょう。するとと指先が脱力するのはもちろん、腕から肩、首まで力が抜けやすくなります。

指は顔や足と並んでむくみやすい部位です。手がむくむ方は、**指先を刺激したり振ったりすることで血液やリンパ液の流れが良くなり、温まってきます。**

特に、指がつっぱる、こわばる、スムーズに動かないという方は、次のストレッチを行うことで柔らかい指を取り戻すことができます。

指が深部からじんわり伸びて気持ちいい〜！

世界一気持ちいい!【指】のストレッチ

1 指を曲げたまま反らす

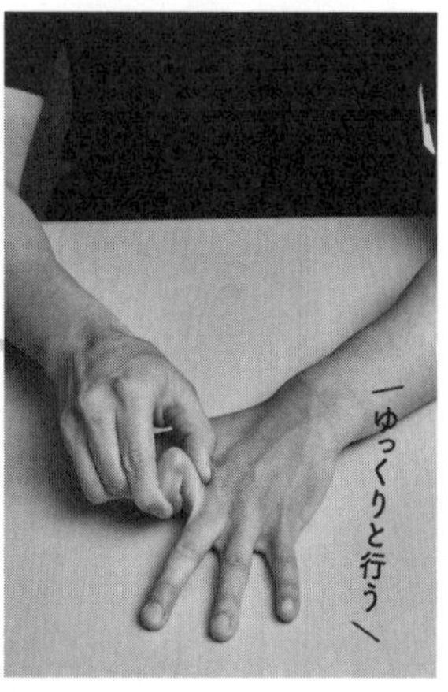

右手人差し指の第1、第2関節を曲げた状態で、指の付け根からゆっくりと反らす。

2 指を伸ばして反らす

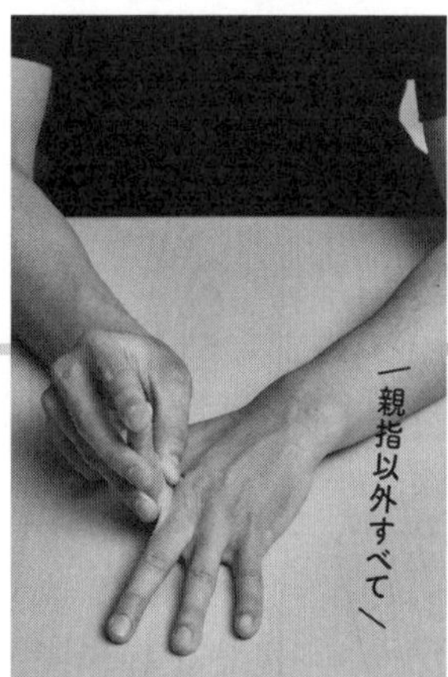

次は人差し指を伸ばしたまま、付け根からゆっくり反らす。小指まで同様に行う。

準備 デスクの上にヒジと手を置き、指全体をさする

3 親指を反らす

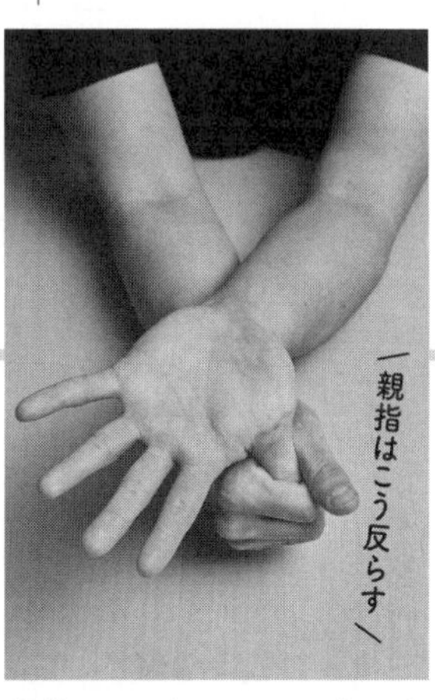

親指は、手のひらを突き出すような形で伸ばす。手首を曲げ、親指をやや外側に開くとしっかり伸びる。

4 手首ぶらぶら

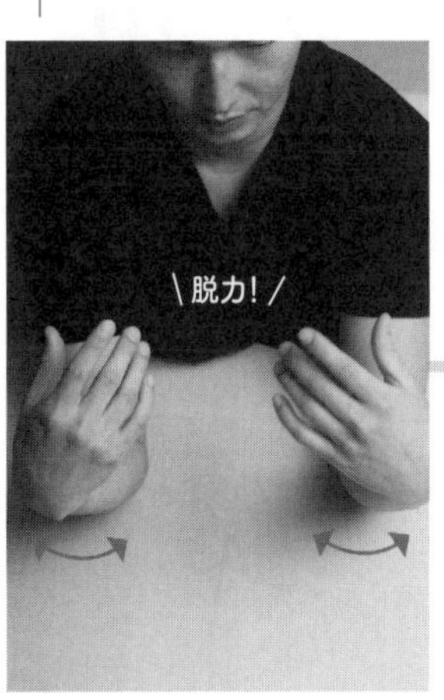

左手も同様に行い、最後に両手首を振る。

\効果がある理由!/

まずは指先を曲げた状態で反らし、その後、伸ばしたまま反らすことで深部からしっかりと疲れを取ることができます。指先をゆるめると腕全体から肩まで力が抜けます。最後に手首を振ると、指先までフニャフニャになったと効果を実感できるはず。

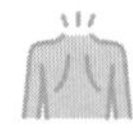

解説

【背中】

○猫背の人は背中の筋肉が引き伸ばされている

たとえ正しい姿勢でも、長時間同じ体勢を続けることは避けましょう。**筋肉は伸び縮みさせて動かすことではじめて調子が良くなります。**ずっと動かさないと、筋肉が硬直し、血流が悪くなってしまいます。

背中には、首や背中全体を覆っている「僧帽筋」や、腰から腕に伸びる「広背筋」、背骨を支える「脊柱起立筋」(せきちゅう)やその奥のインナーマッスルなど、多種多様な筋肉が集まっています。**猫背の方は、これらの筋肉が常に引き伸ばされて固まった状態**になっています。それぞれの筋肉を適切に伸び縮みさせてゆるめなければなりません。

○背骨の動きを意識しながらストレッチ

背中をストレッチするときは、**背骨を意識しながら動かす**のがコツです。背骨は26個の骨が積み重なっており、ひとつひとつが動くことで柔軟な動きができます。長時間同じ姿勢を取り続けている方は、**背骨が棒のように硬くなっています。**うまく動かすことができない部分がないか探りながらじっくりと動かし、可動性を取り戻しましょう。

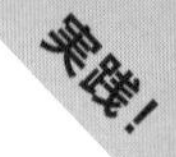

背中の広い筋肉がグイ〜っと伸びて気持ちいい〜！

世界一気持ちいい！【背中】のストレッチ①

1　頭の上で手首をつかむ

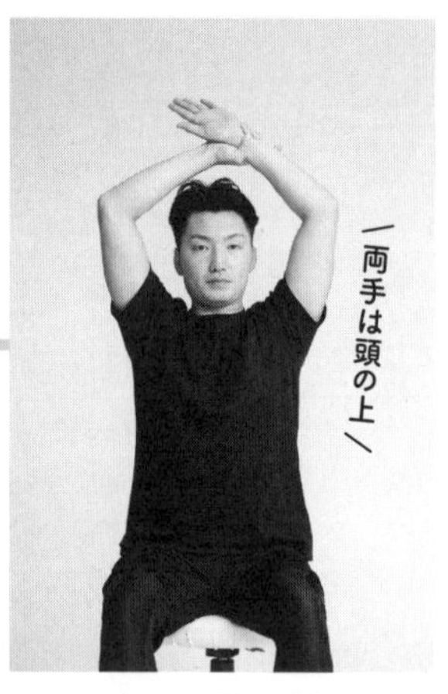

イスに座り、足は肩幅くらいに開く。頭の上に両手を上げ、右手で左手首をつかむ。
※ 立って行ってもOK。

2　真上に伸びる

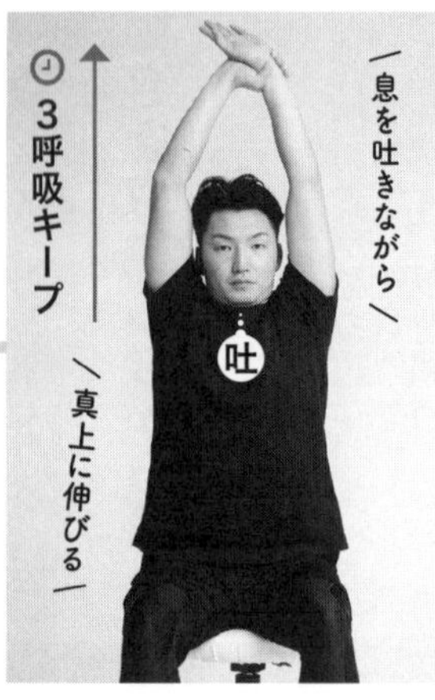

息を吐きながら真上に伸びる。手のひらは天井に向ける。**3呼吸キープ。**

準備　背すじを伸ばして座り、肩、胸、脇の下をさする

3 真横に倒す

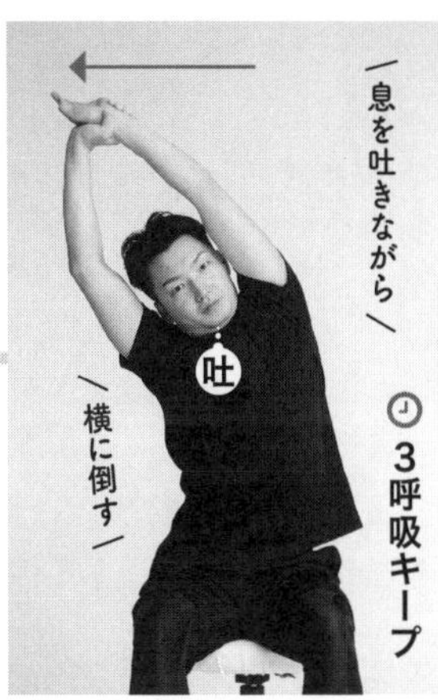

伸びた位置で息を吸い、吐きながら右手で左腕をひっぱり、右に体を倒す。お尻が浮かないように気をつけながら**3呼吸キープ**。

4 斜め前に倒す

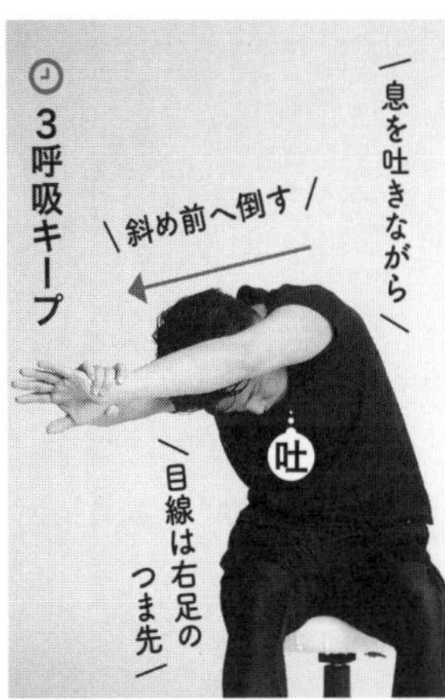

3の位置で息を吸い、吐きながらお腹を引き込み、背中を丸くしながら右斜め前に体を倒す。お尻が浮かないように気をつけながら**3呼吸キープ**。反対側も同様に。

効果がある理由！

背中全体を覆っている面積の広い筋肉「広背筋（こうはいきん）」が3方向に伸びることで、段違いに背中が軽くなります。広背筋は腰から腕につながっているので、腰のつっぱり感が取れ、腕もスムーズに上がるようになります。

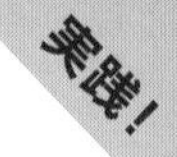

前に後ろにグイグイ伸びて気持ちいい〜！

世界一気持ちいい！【背中】のストレッチ②

1 あぐらをかく

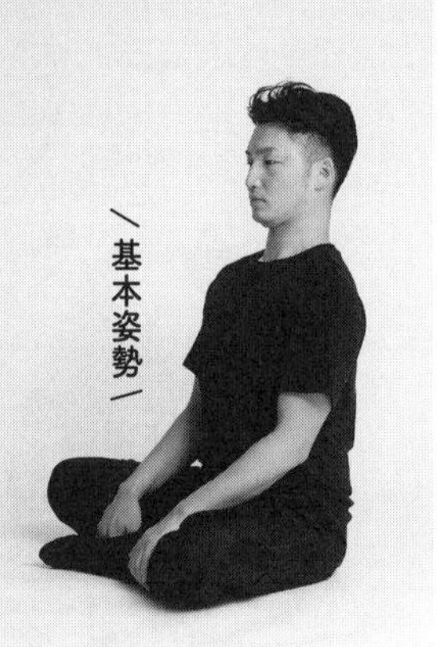

スネに手をひっかけて、あぐらの姿勢になる。

2 背中を丸める

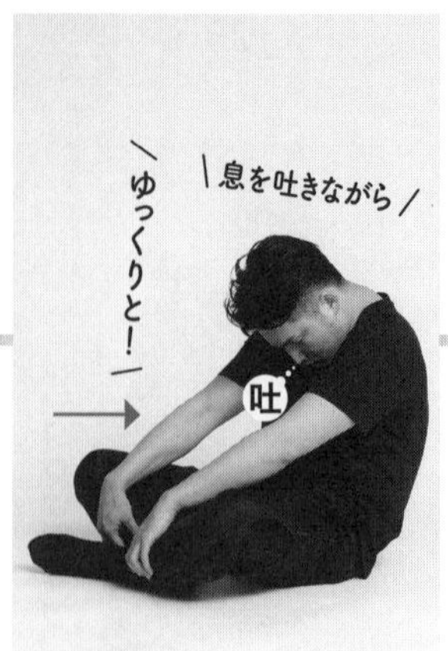

息を吐きながらおへそを引き込み、下から順に背中を丸めていく。最後に目線をおへそに向ける。

準備 背すじを伸ばして座り、お腹、腰をさする

3 背中を反らす

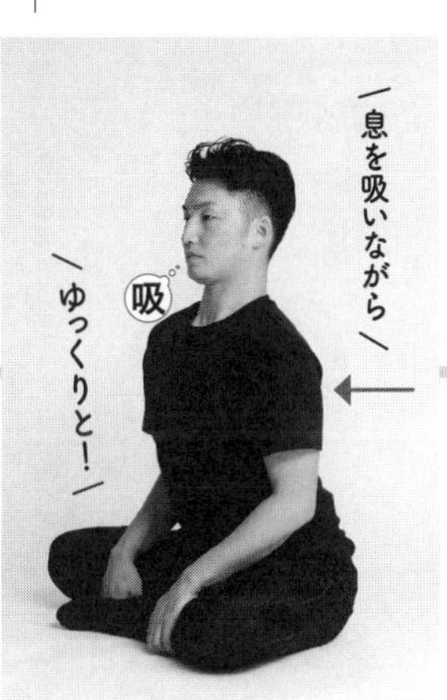

息を吸いながら下から順に背中を反らし、胸を開いて顔を正面に向ける。**2、3を10回**くり返す。

4 腰を回す

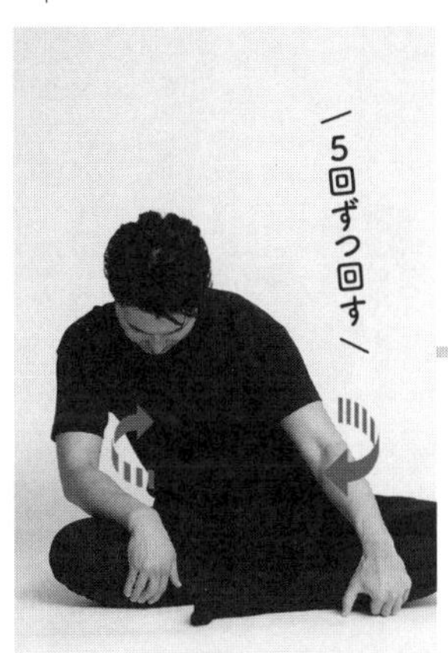

姿勢を戻し、腰をゆっくりと回す。後ろに回すときに息を吐き、前に回すときに息を吸う。**左右5回**ずつ。

効果がある理由!

背骨全体をさまざまな方向に動かすと、徐々に動きの悪い部分のひっかかりがとれ、スムーズに動くようになります。硬さが解きほぐされて背中全体が軽くなり、柔軟な背すじが手に入ります。

背中をゆるめて疲れを解放！

世界一気持ちいい！【背中】のストレッチ③

1 スネを押さえる

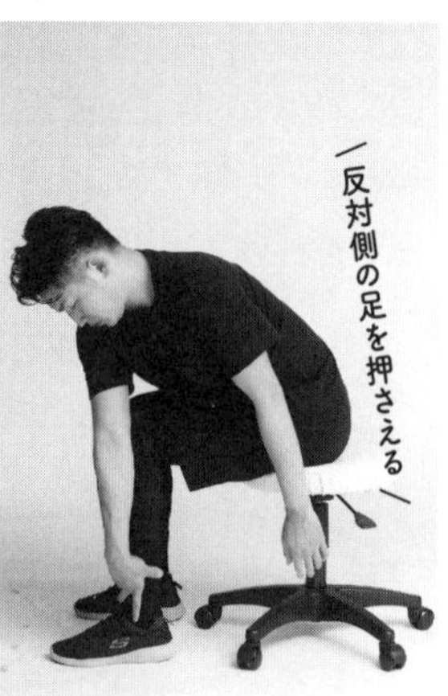

イスに座り、足は腰幅くらいに開く。右手で左スネの側面を押さえる。

2 体をひねる

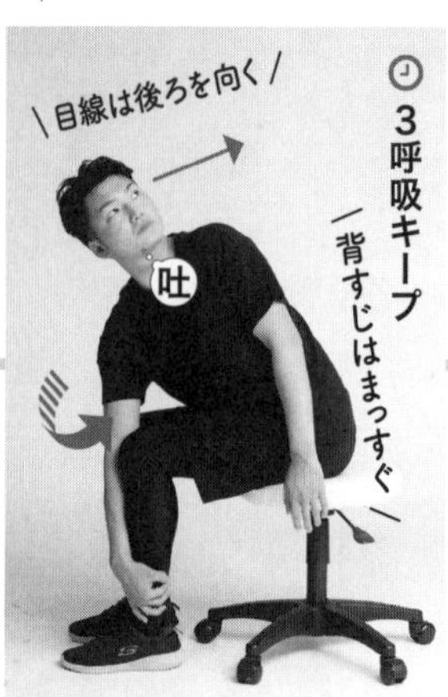

息を吐きながらお腹を引き込み、腰、背中、胸の順にゆっくりと体を左側にひねり、最後に目線を後ろに向ける。背中の伸びを感じながら**3呼吸キープ**。

準備 背すじを伸ばして座り、お腹、腰をさする

3 反対にひねる

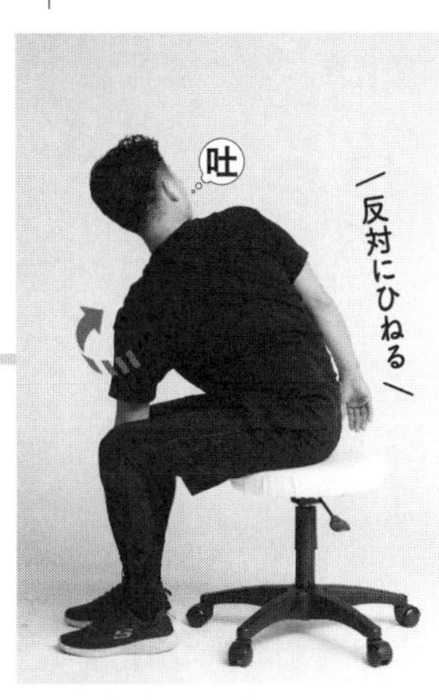

息を吸いながら目線を戻し、胸、背中、腰の順にゆっくりと正面に戻す。反対側も同様に行う。

4 上に伸びる

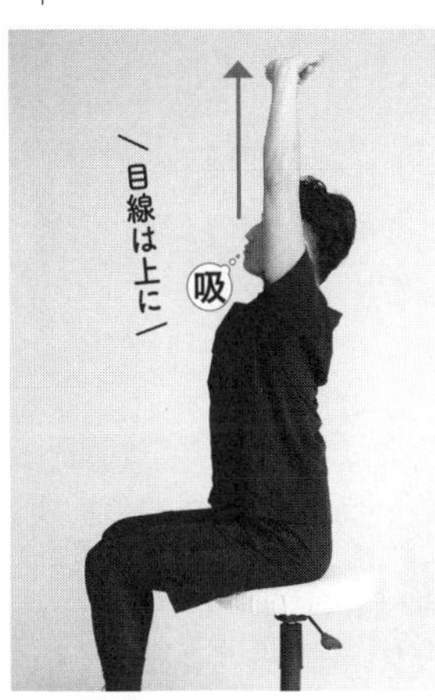

正面に戻ったら、手を組み手のひらを上にしてゆっくりと息を吸いながら思いっきり上に伸びる。次に息を吐きながら一気に脱力する。

効果がある理由！

骨盤を正面に向けたまま背骨をひねるだけで、瞬時に背中の疲れが取れ、柔らかくなります。背中の可動域が広がると、腰の負担がなくなり、背中から腰にかけてリラックスした状態になります。

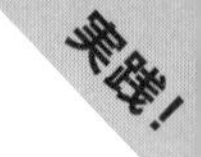

世界一気持ちいい！【背中】のストレッチ④

1 腕を伸ばして手のひらを上に向ける

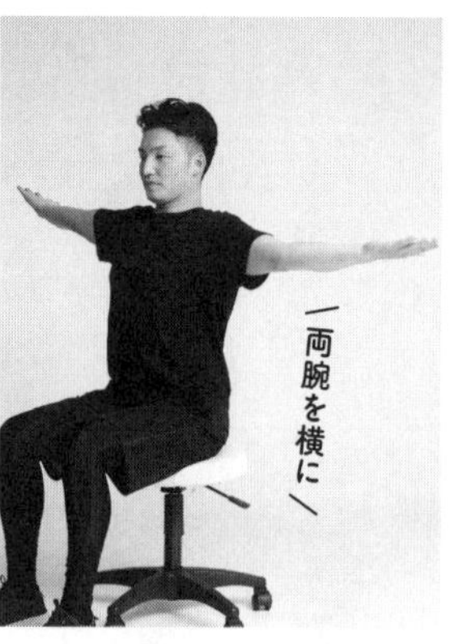

イスに座り、足は腰幅くらいに開く。両腕を肩の高さで左右に伸ばし、手のひらを上に向ける。

2 腕を前向きにひねり、背中を丸める

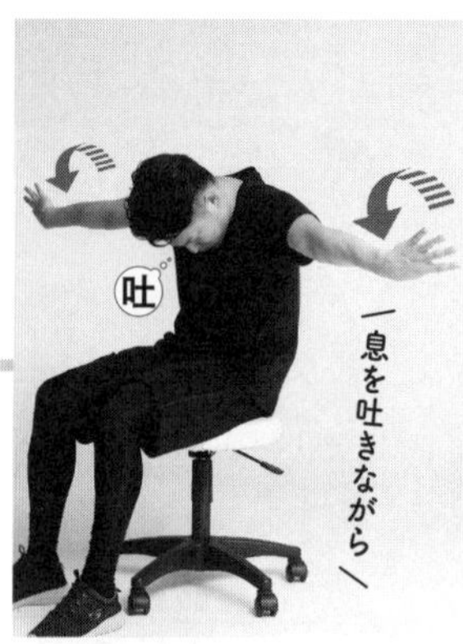

息を吐きながら、指先から腕全体を**前向きにひねり**、お腹を引き込んで背中を丸める。

準備 背すじを伸ばして座り、お腹、腰をさする

3 腕を後ろ向きにひねり、胸を開く

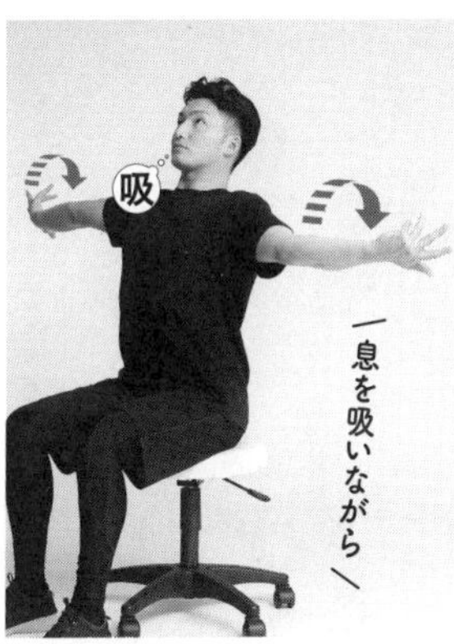

息を吸いながら指先から腕全体を後ろ向きにひねり、胸を開いて背中を反らす。アゴは上げすぎないようにする。
2、3を10回くり返す。

効果がある理由！

上半身全体を大きく動かすことを意識し、指先から肩甲骨、背中まで連動させるように行うと、背中のこわばりが一気に解消！ 背中を丸める→反らす動きをくり返すことで胸が開き、背中の丸さがとれます。

背すじがピンと伸びて気持ちいい〜！

世界一気持ちいい！【背中】のストレッチ⑤

1 指を組む

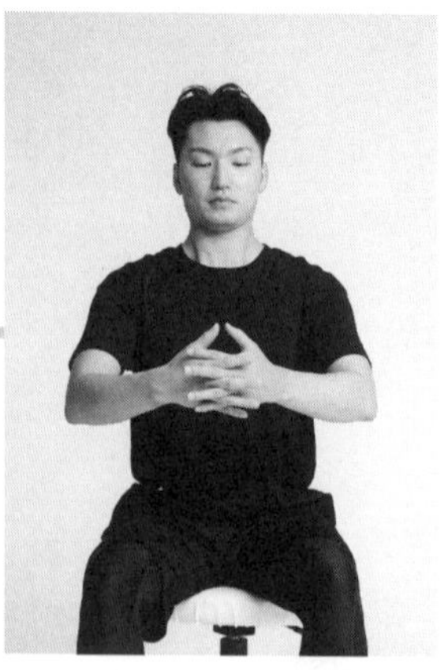

イスに座り、足は腰幅くらいに開く。胸の前で指を組む。

2 手の甲を後頭部に当てる

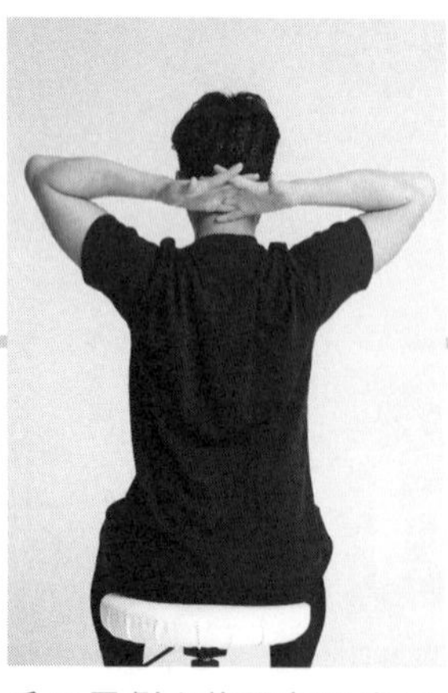

手の甲側を後頭部に当て、ヒジを開く。

準備 背すじを伸ばして座り、お腹、腰をさする

NG例

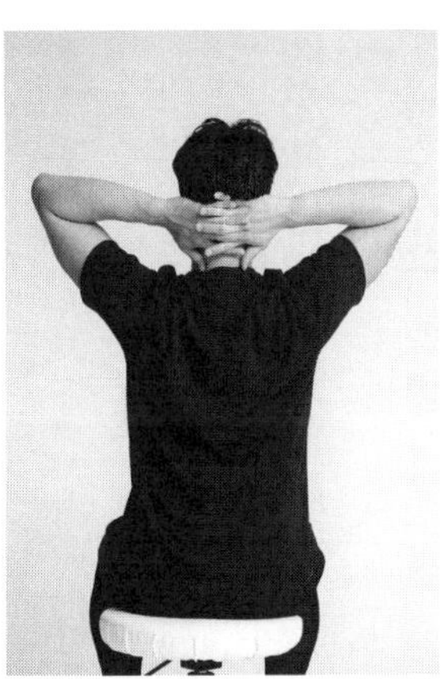

手のひらではなく「甲」を当てるよう注意！ 肩と胸が開きやすくなる。また、後頭部を支えながら反らすことで、首ではなく背中を反らすことができる。

3 背中を反らす

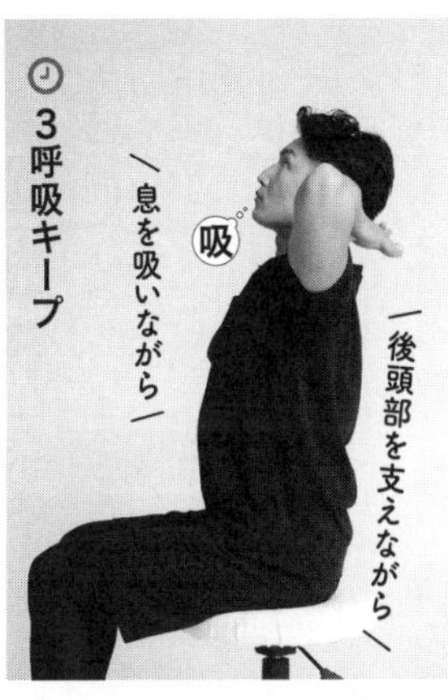

息を吸いながらおへそを引き込み、背中を反らしていく。**3呼吸キープ**したら息を吐きながら戻る。

効果がある理由！

胸を開き、頭を支えながら背中を反らすことで、丸まった背中を無理なく反らすことができます。腕のねじれが取れ、肩、肩甲骨のこわばりがなくなるので、背中が最高に気持ち良く伸び、爽快感が得られます。

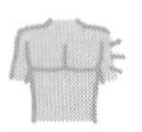

解説

【胸】

○胸の筋肉を伸ばせば猫背解消！

猫背を解消するには、背中だけでなく、胸の筋肉も柔らかくする必要があります。**胸の筋肉が縮んでいると肩先が前に引っ張られ、背中が引き伸ばされて猫背になってしまう**からです。猫背になると**呼吸が浅くなり、内臓が下に落ちてお腹が出やすく**なります。

胸の筋肉には、表層部の「大胸筋（だいきょうきん）」と、その奥にある「小胸筋（しょうきょうきん）」があります。大胸筋は腕を動かす筋肉です。ものを抱えたり、押したりするときに動きます。小胸筋は肩甲骨に付いているので、ここが硬くなると肩先が前に引っ張られ、巻き肩の原因となります。またろっ骨にも付いているので、呼吸とも深く関係します。

○胸を開いて自信を手に入れよう！

胸が開いた姿勢は、自信がみなぎって見えます。**第一印象が大きく変わるポイント**です。体を変えることで心の変化も後からついてきます。まず胸を開いて、徐々に自信を手に入れましょう。

大胸筋はひと固まりの筋肉ではなく、上部、中部、下部に分かれた構造になっているので、少し角度を変えながら伸ばすようにしましょう。

胸がグ〜ッと開いて気持ちいい〜！

世界一気持ちいい！【胸】のストレッチ①

1 腕全体を外側にひねる

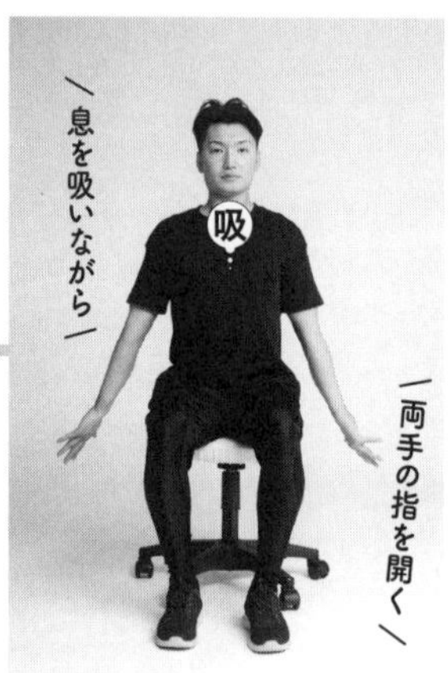

イスに座り、足は腰幅くらいに開く。指をしっかり開き、息を吸いながら腕全体を外側にひねり、最後に肩甲骨を寄せ、胸を開く。

2 下、真ん中、上と高さを変えて回す

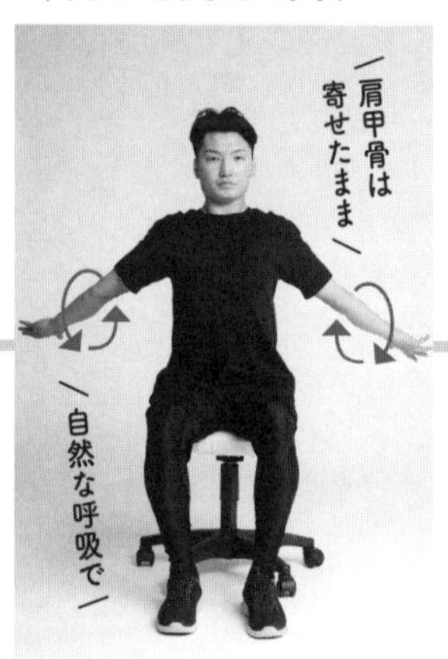

肩甲骨を寄せた状態で腕を小さく外回しに回す。下、真ん中、上の位置でそれぞれ10回ずつ。

準備 背すじを伸ばして座り、肩、胸、脇腹全体をさする

3 腕を交差する

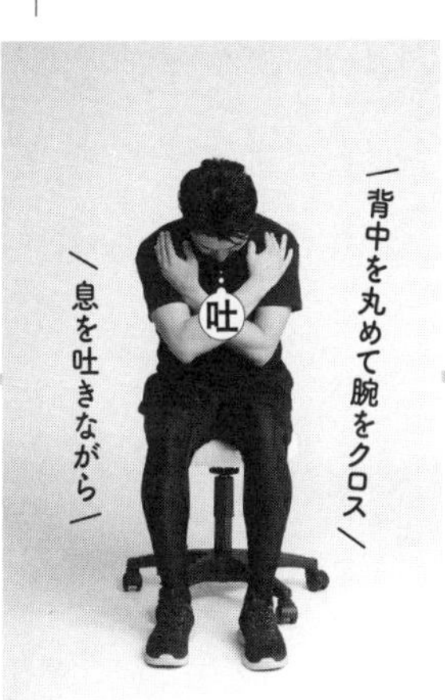

息を吐きながら腕を前で交差する。

4 胸を開く

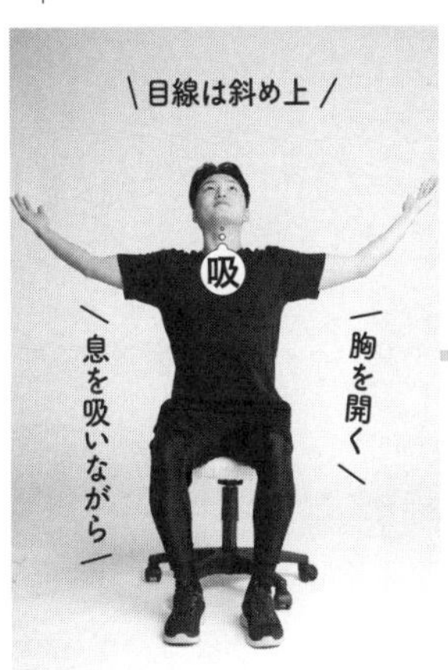

息を吸いながら、両腕を左右に広げてゆっくり顔を上げ、胸を上に開く。**3**、**4**を**5回**くり返す。

効果がある理由！

このストレッチを行うことで、胸の「大胸筋」と背中の「僧帽筋」のバランスが良くなります。すると自然と胸が開きやすくなり、背すじも伸びて、気持ちよく深～い呼吸ができるようになります。

壁を使って胸の奥をグイ〜ッと伸ばす！

世界一
気持ちいい！

【胸】のストレッチ②

1 壁にヒジから上をあてる

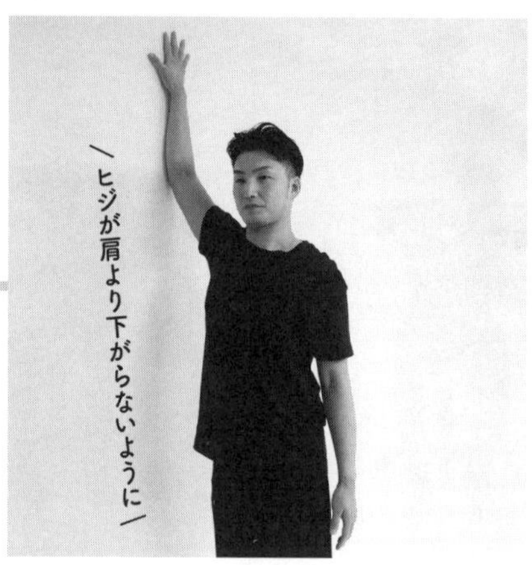

壁に対して**こぶし3個分**くらい離れて立ち、壁と反対側の足を一歩前に出す。肩より少し高い位置で、壁に右のヒジから手のひらをあてる。

準備 背すじを伸ばして立ち、胸、肩、脇の下をさする

2 壁と反対側に体を開く

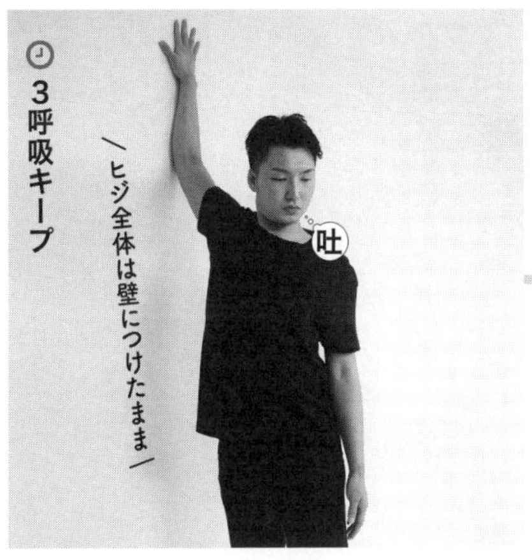

息を吐きながらゆっくりと、体を壁と逆方向に開く。胸に気持ちの良い伸びを感じたら**3呼吸キープ**。息を吸いながら戻し、反対側も同様に行う。

効果がある理由！

「小胸筋（しょうきょうきん）」（大胸筋の奥にあり、肩甲骨に付いている）を伸ばすことで、前に入った肩を後ろに戻すことができます。肩が正しい位置に戻り、動きがスムーズになって快適！

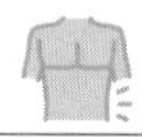

【お腹】

○背中が丸くなっている方、必見！

気がつくと背中が丸くなっている方は、お腹の筋肉を伸ばしてみましょう。**お腹が常に縮こまっていると背中側は引き伸ばされた状態になり、**いくら背すじを伸ばしても姿勢を保つことが難しいからです。

お腹全体を伸ばすことではじめて背中とのバランスが取れ、気持ち良く背すじが伸びます。背中とのバランスを取る「腹直筋」、お腹を横に曲げたりひねったりする「腹斜筋」、姿勢を保つための「腹横筋」、骨盤を安定させて下っ腹を引っ込める「腸腰筋」など、すべてにアプローチするストレッチを行いましょう。

お腹を伸ばすと**ろっ骨が開いて呼吸がしやすく**なり、内臓を圧迫しなくなって**胃腸の血流もよく**なります。

○お腹をへこませながら伸ばす

お腹を伸ばすときのポイントは、**息をゆっくり吐きながらお腹をへこませ、少し上に引き上げるような気持ちで**伸ばすこと。おへそを背中の方に少し引き込んだ状態で伸ばせば、しっかりと伸びを感じることができます。そうすれば、**自然と体が起き上がり**、背すじが伸びるのを実感することができるでしょう。

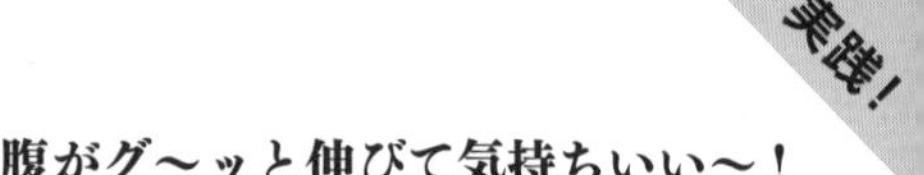

お腹がグ〜ッと伸びて気持ちいい〜!

世界一気持ちいい!【お腹】のストレッチ

1 足をクロスに

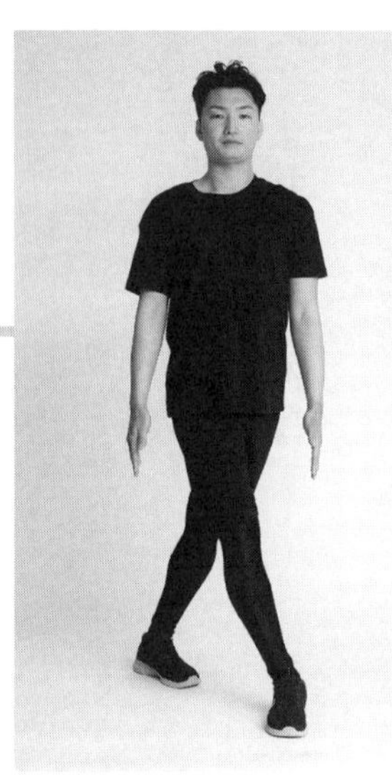

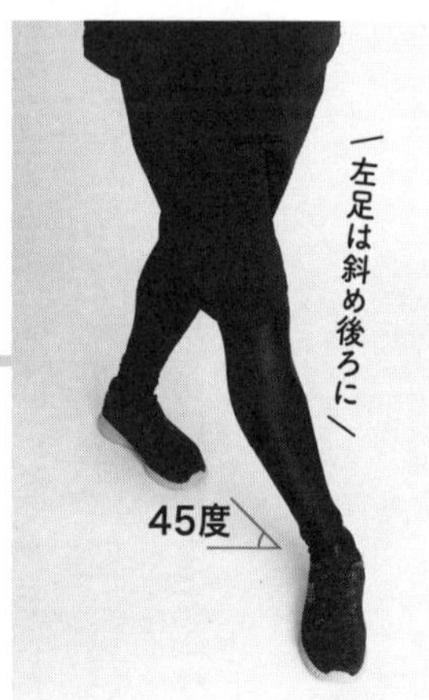

右足を前に出す。左足は足先が右足のかかとに向かって**45度**になるように引く。

準備 背すじを伸ばして立ち、お腹、脇腹、足の付け根をさする

2 左手を上げる

腰が反らないように

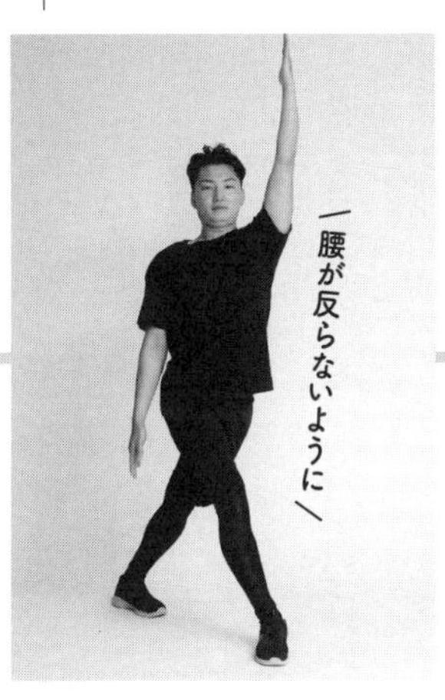

左手を上げ、おへそを少し引き込む。

3 体を右に倒す

3呼吸キープ
息を吐きながら
吐
左側の脇腹が伸びたらキープ

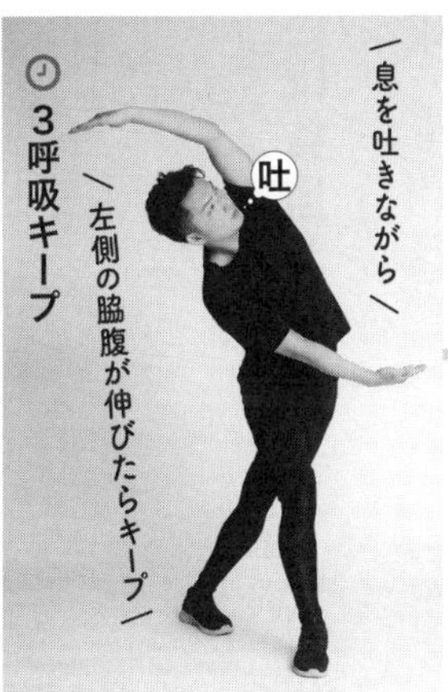

息を吐きながらゆっくりと上半身を右へ倒し、右腕は左に持ってくる。脇腹の伸びを感じたところで**3呼吸キープ**。反対側も同様に行う。

効果がある理由！

このストレッチを行うことで、足の付け根からお腹全体の体幹部を伸ばすことができます。お腹の筋肉だけでなく骨盤まわりや背中側の筋肉も刺激するので、姿勢がよくなることはもちろん、下っ腹を引っ込める効果も期待できます。

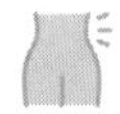

解説

【腰】

○なぜ腰には負担がかかりやすいのか？

椅子に座るとき、浅く座って腰を丸めた姿勢になっていないでしょうか？　あるいは立っているときに腰にギュッと力が入っていないでしょうか？

腰の筋肉は、上は肩甲骨やろっ骨、下は骨盤や股関節に付いていて、**上半身、下半身両方から影響**を受けます。そして、反り腰や丸腰（くわしくは4章を参照）、重心のかけ方によっても負担がかかる筋肉が変わるので、個人差が大きい部分です。だから**腰痛の原因は人によって違う**のです。

また、**座ることは実は立っているよりも腰に負担がかかります。**疲労を蓄積させると、ちょっとした動作で痛めてしまうことも。腰は体の要(かなめ)なので、ここをゆるめて動きやすく軽い体を手に入れましょう。

○腰以外の部分もストレッチ！

腰に違和感がある方はまずは**腰まわりの緊張をゆるめ、肩甲骨やお尻、股関節まわりのストレッチ**も併せて行いましょう。特に丸腰や反り腰の方は腰痛を引き起こしやすいので、P202～217を参考にしてください。

注意点としては、腰まわりをより良く伸ばすためにおへそを少し引き込んで行うこと。また、腰を痛めないように呼吸を意識してゆっくりと行いましょう。

腰が思いっきり伸びて気持ちいい〜!

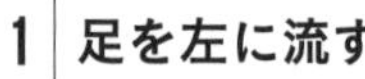

【腰】のストレッチ①

1 足を左に流す

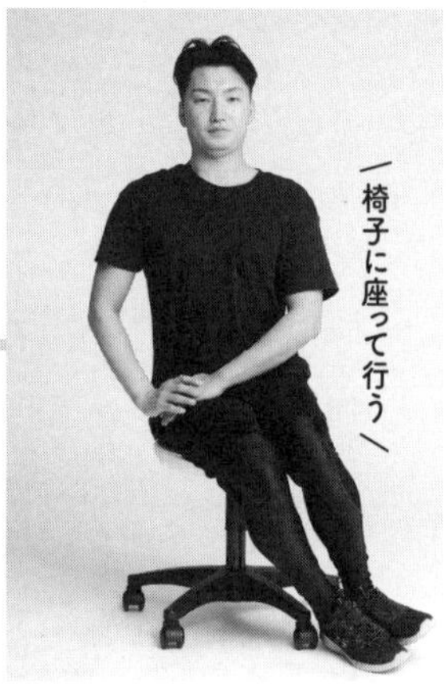

横座りをするように、両足を左側に揃える。

2 右手を上げる

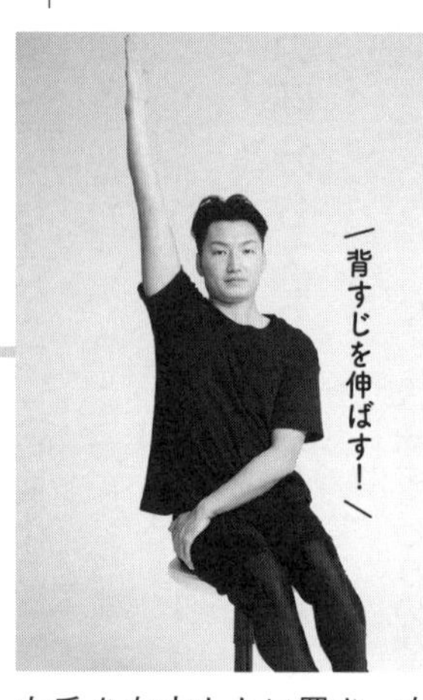

左手を右太ももに置き、右手をまっすぐ上げ、背すじを伸ばす。

準備 背すじを伸ばして座り、腰、脇腹をさする

3 上半身を左斜め前へ倒す

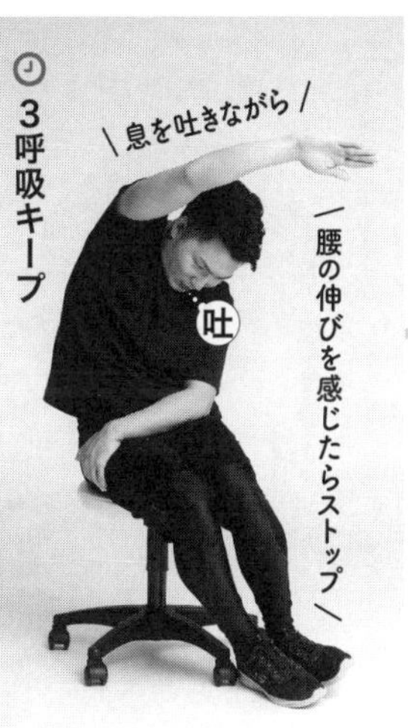

息を吐きながら右手から上半身を左斜め前にゆっくりと倒す。骨盤からろっ骨を引き離すように、右のお尻を座面につけるように引き下げる。腰の伸びを感じたところで**3呼吸キープ**。反対側も同様に行う。

効果がある理由！

肩甲骨やろっ骨と骨盤を引き離すように伸ばすことで、腰、背中、肩まわりにかけての「つっぱり感」が取れます。続けることで腰の左右バランスが整い、背中の外側から腰にかけてスッと軽くなります。

固まった腰がゆるんで気持ちいい〜！

世界一気持ちいい！【腰】のストレッチ②

1 足首をつかむ

＼椅子に座って／

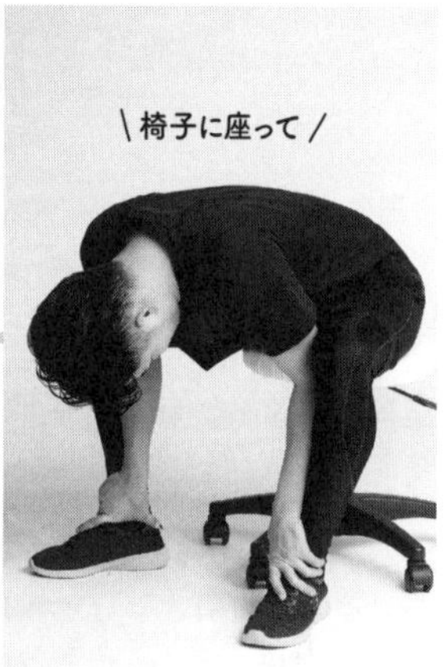

イスに座り、足幅は肩幅よりも広めに開く。上半身を前に倒し、足首の内側をつかむ。

2 背中を上に引き上げる

＼腰の伸びを感じる／
＼息を吐きながら／
吐

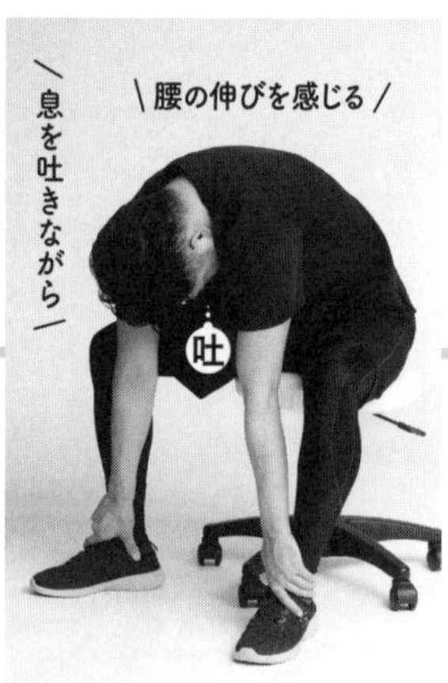

息を吐きながらおへそを引き込み、背中を丸めながら体を起こすように力を入れる。足首をつかんだ手で抵抗をかける。

準備 背すじを伸ばして座り、腰をさする

3 3呼吸キープ→脱力

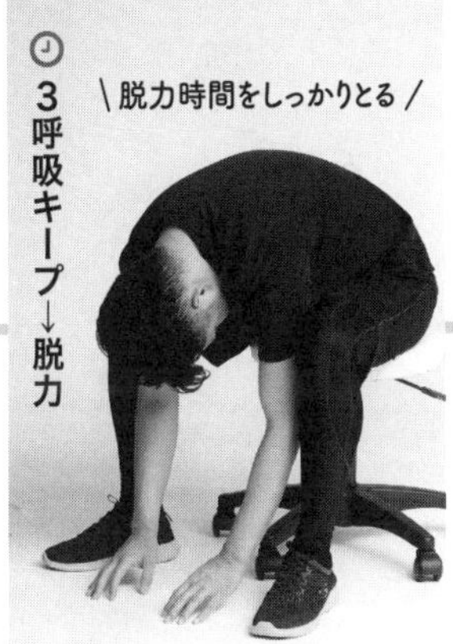

2の状態で**3呼吸キープ**して、**3呼吸**脱力する。これを数回くり返す。

4 左右の腰を伸ばす

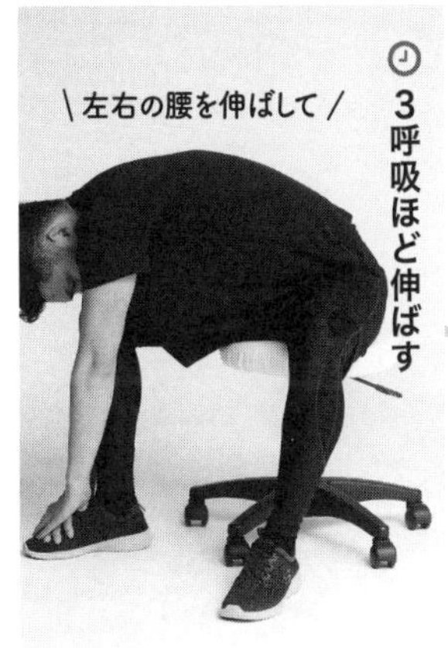

右足先を両手でつかみ、**3呼吸**ほど左の腰を伸ばす。反対側も同様に行う。

効果がある理由！

こり固まった腰の筋肉に意識的に力を入れてから脱力すること（筋弛緩法）で、効果的に筋肉をゆるめることができます。脱力のあと、伸ばしやすくなった左右の腰を気持ち良く伸ばすとさらに腰がリラックスした状態に。

腰がフワッと軽くなって気持ちいい〜！

世界一気持ちいい！

【腰の8の字】のストレッチ

1 イスに座る

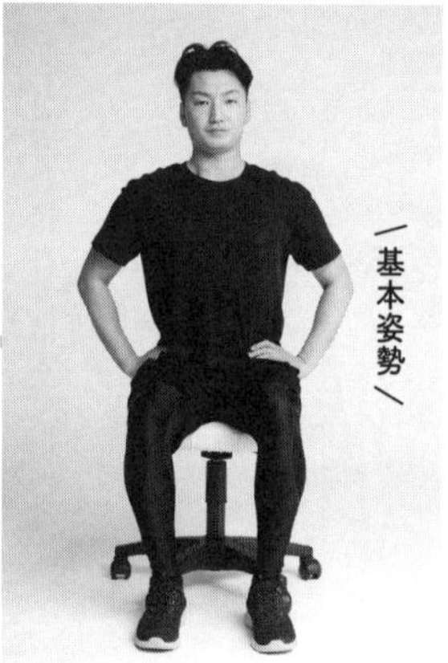

イスに座り、手のひらを足の付け根に置き、骨盤を立たせる。

2 腰を8の字に動かす

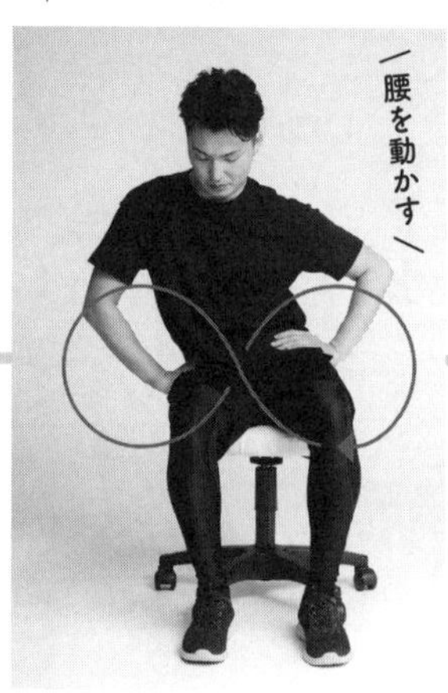

腰で8の字を描くように、右後ろ→右前→左後ろ→左前にゆっくり動かす。後ろに動かすときに息を吐き、前に動かすときに吸う。**5周**する。

準備 背すじを伸ばして座り、腰、お腹をさする

3 反対方向に8の字に動かす

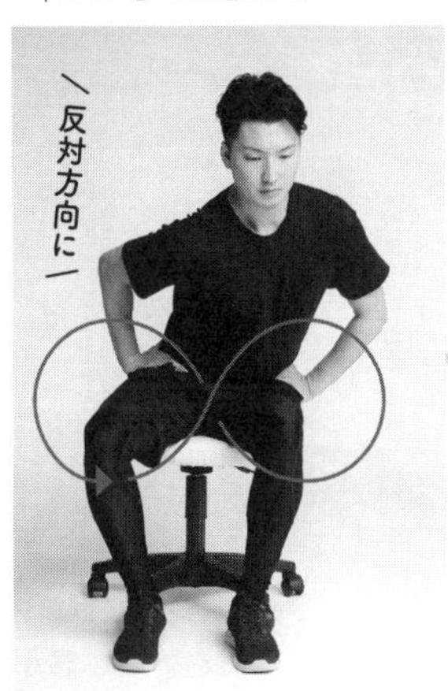

反対方向に8の字に動かす。
5周くり返す。

＼効果がある理由！／

このストレッチは、こり固まった腰まわりの筋肉を解放し、一気に血流を良くする効果があります。最初は、スムーズに動かすのは難しいですが、動かしにくい箇所をゆっくり刺激すると、つっぱり感がなくなり腰がフワッと軽くなります。

世界一気持ちいい！

【腰】のストレッチ③

1 四つん這いになり、背中を丸める

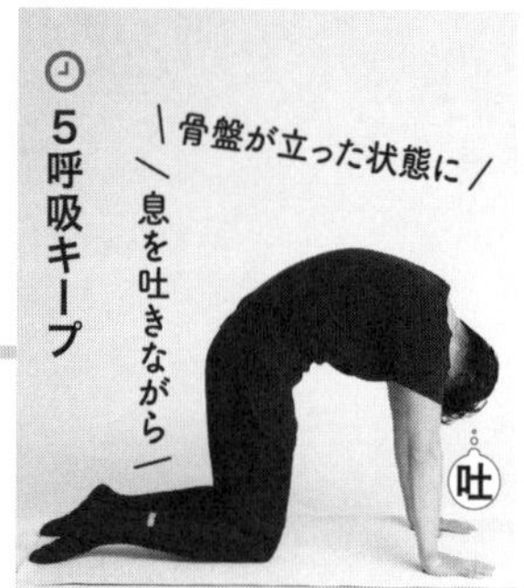

四つん這いになる。手首は肩の真下、ヒザは股関節の真下に置き、指を開く。息を吐きながらお腹を引き込み、下から順にゆっくりと背中を丸めていく。目線はおへそに。**5呼吸キープ。**

2 背中を反らす

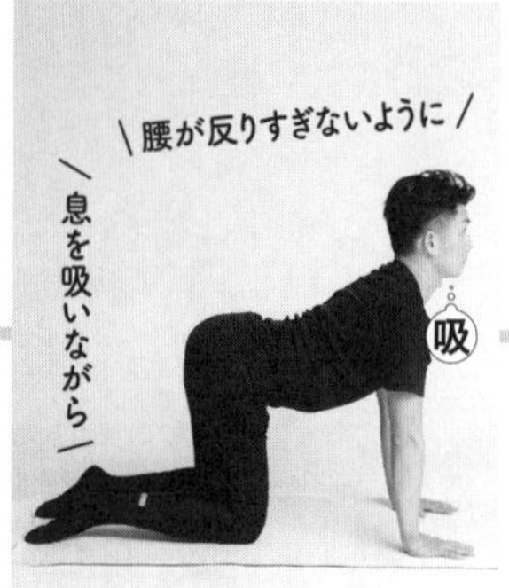

少しおへそを引き込み、息を吸いながらゆっくりと下から順に背中を反らしていき、胸を開く。目線は斜め前に向ける。**1**、**2**を**6**回くり返す。

準備 背すじを伸ばして座り、腰、お腹をさする

3 お尻で円を描く

＼ゆっくりと腰を動かす／

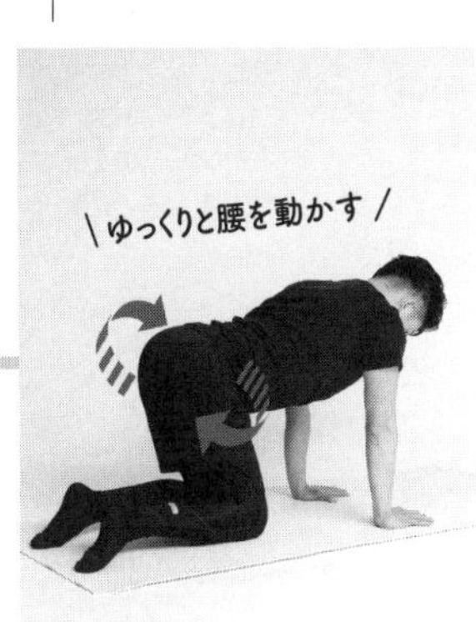

背中をまっすぐにする。尾骨を中心にゆっくり小さく円を描く。下に向かうときに息を吐いておへそを引き込み、上に向かうときに息を吸う。**10回**回したら反対側も同様に。

4 お尻を落とす

10呼吸キープ
＼腰が気持ちよく伸びる／

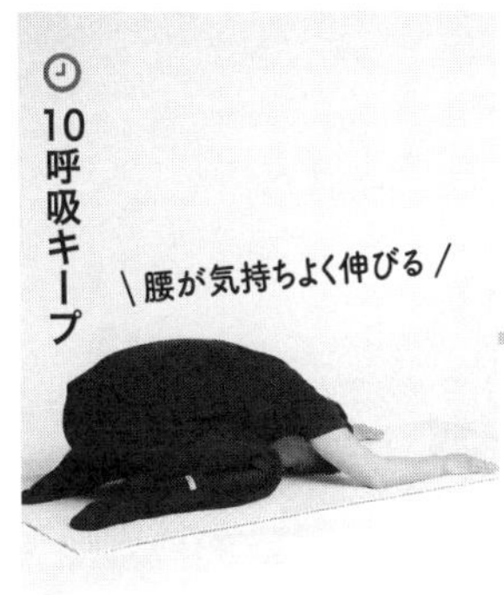

足の上にお尻を落とし、両手は前に伸ばす。おでこを床につけて**10呼吸**ほどその姿勢でリラックスする。

＼効果がある理由！／

普段、背中を動かしていない方は、この動きをなめらかに行うことは難しいでしょう。最初は小さな動きでかまいません。気持ちよく背面を動かすように意識すれば、徐々に思い通りに動くようになります。

グイ〜ッとひねるから気持ちいい〜!

世界一気持ちいい!【腰】のストレッチ④

1 横向きに寝て足を直角に

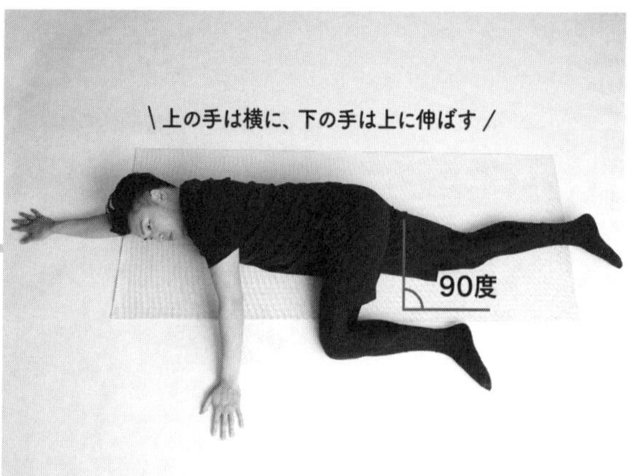

床に横向きに寝て、上の足は**90度**に曲げ、下の足は伸ばしておく。

準備 肩、胸、脇の下、脇腹、腰をさする

2 直角の足と反対向きに体をひねる

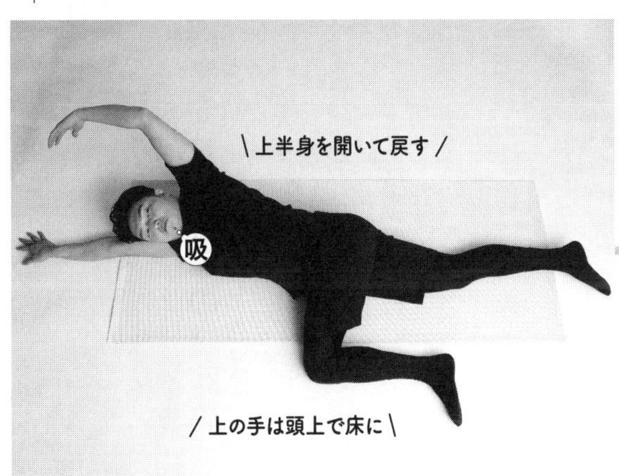

息を吸いながらゆっくりと上の手を上げて、下から順に上半身を後ろに開いていく。腕が後ろに開いたら目線を後ろに向ける。息を吐きながらゆっくりと元に戻す。**5回**行ったら反対側も同様に行う。

効果がある理由！

このストレッチは、体の使い方の癖によって左右の筋肉の硬さに違いが出てゆがみが生じている状態を整えることができます。体をひねることによりお腹が適度に圧迫され、内臓を活性化する効果も期待できます。

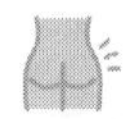

【お尻】

○骨盤と腰を安定させるのはお尻

お尻の筋肉は大きい割に疲れを感じにくい部分です。しかし、**上半身の土台となる骨盤を支え、日常動作で常に使っているため**、気づかないうちに疲労が溜まりがちです。お尻の筋肉が硬くなると血流が悪くなり、**腰痛や足の疲れに直結**します。

お尻の表面にあるのは、丸みを作っている**「大臀筋（だいでんきん）」**という筋肉です。骨盤を支え、足を後ろに引く働きをします。お尻の横にあるのは**「中臀筋（ちゅうでんきん）」**。ここが正常に機能しないと、歩くときに横に揺れたり、片足立ちができなくなることも。そして、お尻の深部に「**深層外旋六筋**（しんそうがいせんろっきん）」があり、股関節を安定させています。

この三つすべての筋肉を伸ばすことで、**骨盤を安定させ、腰をきちんと支える**ことができます。特に腰痛が起こりやすい方はケアが必須です。

○腰の問題によって伸ばす部分を変える

ストレッチをするときは、勢いよく伸ばさずに、**ゆっくりと伸ばす**ように心がけましょう。

腰が反りやすい方は中臀筋を中心に、腰が丸くなって垂れ尻傾向にある方は大臀筋を中心に伸ばすのがおすすめです。お尻に冷えを感じる方は、じっくり伸ばしていくことで血流をアップさせましょう。

お尻の後ろと深部がグ〜ッと伸びて気持ちいい〜!

世界一気持ちいい!【お尻の後ろ】のストレッチ

1 右足をももにのせ、ヒザを押す

ゆっくり3回押す
なるべくヒザ下を床と平行に

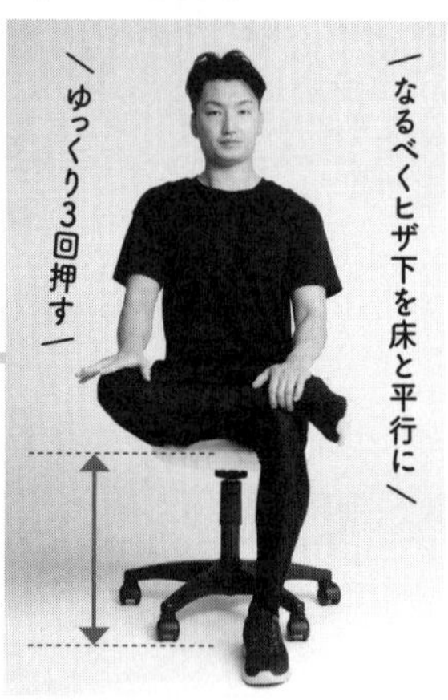

イスに座り、右足の外くるぶしのあたりを左ももの上に置き、右手はヒザに、左手は足首に置く。ゆっくりとヒザを**3回**下に押す。

2 上半身を前に倒す

3呼吸キープ
吐
お尻の筋肉が伸びる

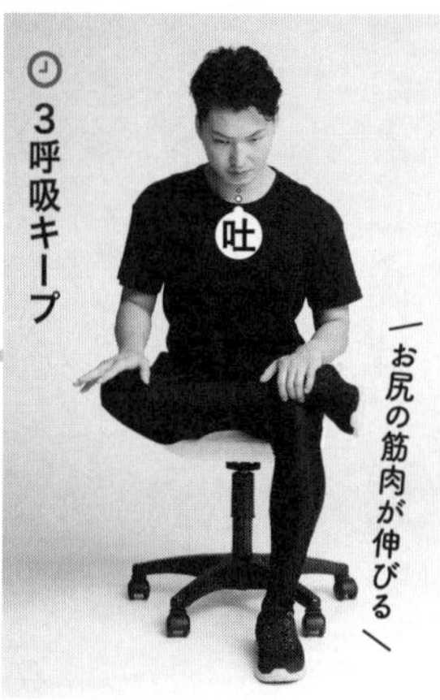

背すじを伸ばして息を吸い、吐きながらゆっくりと上半身を前に倒していく。お尻に伸びを感じたところで**3呼吸キープ**。

準備 背すじを伸ばして座り、腰、お尻をさする

3 右側に体をひねる

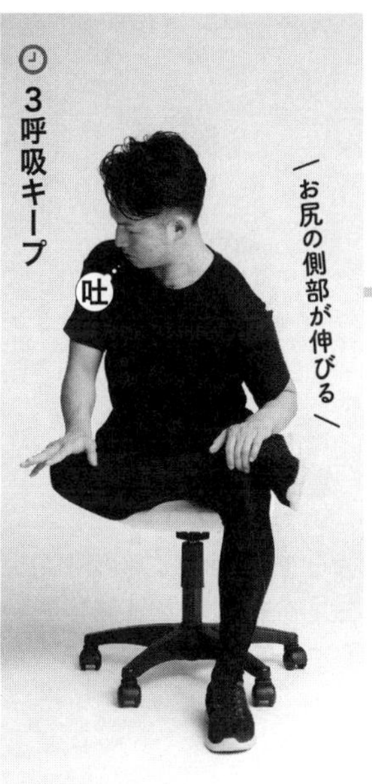

そのままの位置で息を吸い、吐きながらおへそを引き込みつつ、右ヒザの方にゆっくりと体をひねる。お尻の側部に伸びを感じたら**3呼吸キープ**。息を吸いながら元に戻し、足を変えて同様に行う。

効果がある理由！

お尻の後ろ側の大きな筋肉「大臀筋（だいでんきん）」と深部の「深層外旋六筋（しんそうがいせんろっきん）」をストレッチすると、硬いお尻に引っ張られていた腰や太ももの裏側などの筋肉もゆるみます。そうすると、腰までシュワーッとスッキリ！

お尻の横側がグ〜ッと伸びて気持ちいい〜！

世界一気持ちいい！【お尻の横側】ストレッチ

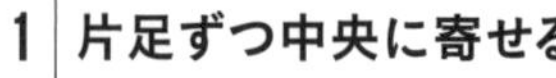

1 片足ずつ中央に寄せる

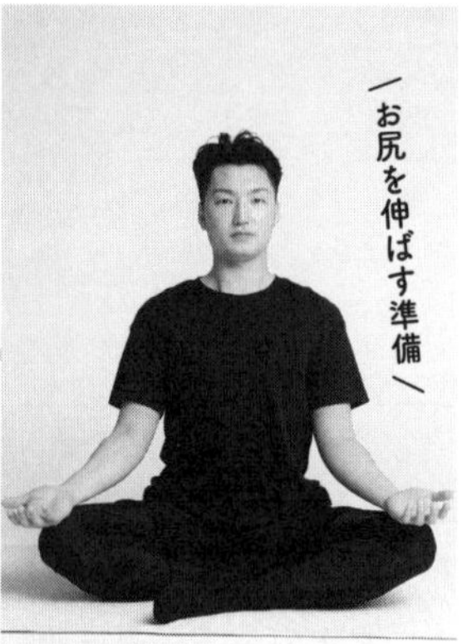

右ヒザを曲げて足を体の中央に引き寄せ、次に左ヒザを曲げ右足の前に引き寄せる。あぐらの状態で座る。

2 左ヒザを抱える

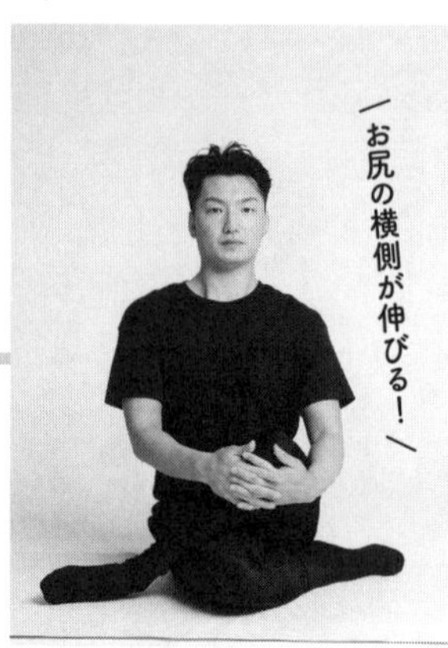

右ヒザを中央に引き寄せ、左足を右ヒザの外側に置いて、左ヒザを両手で抱える。

準備 背すじを伸ばして座り、腰、お尻をさする

3 左ヒザを上にあげる

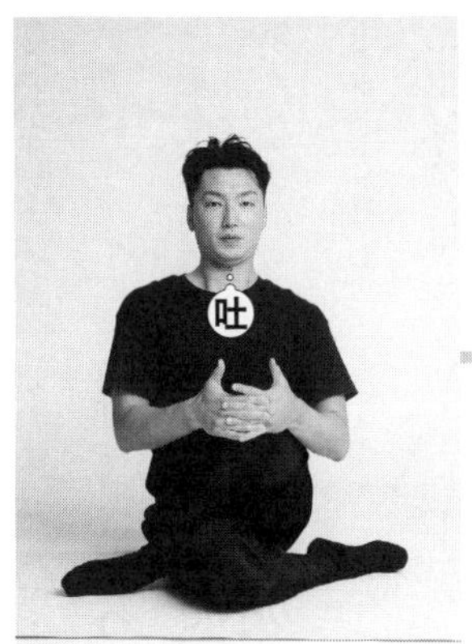

背すじを伸ばし、息を吐きながらゆっくりと左ヒザを上にあげる。

4 上半身を左にねじる

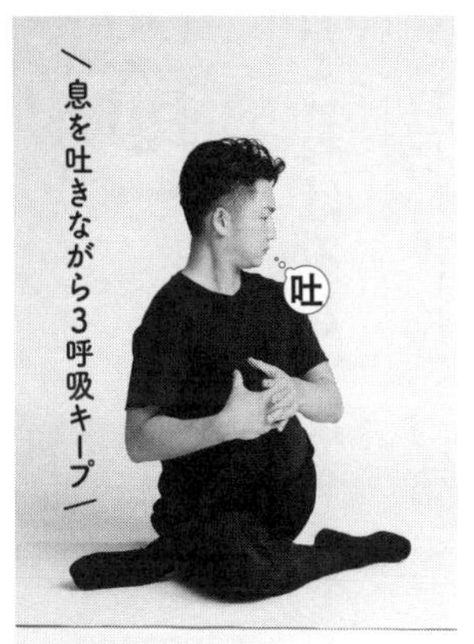

息を吐きながらゆっくりと上半身を左にねじり、左ヒザを右胸のほうに引き寄せる。お尻に気持ちいい伸びを感じたら**3呼吸キープ**。足を入れ替えて同様に行う。

効果がある理由！

お尻の横にある「中臀筋（ちゅうでんきん）」は骨盤を安定させる働きがあり、疲れやすい筋肉です。ヒザを胸に引き寄せることで、深部まで気持ち良く伸ばすことができます。この部分の疲労を取ることで腰の動きが良くなり、軽くなりますよ。

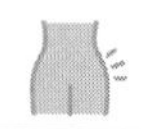

【股関節】

○股関節がこわばるとつまずきやすくなる！

何もないところでつまずくことがある方は、自分が思うよりも**足が上がっていない可能性**が高いでしょう。特にデスクワークの方は長時間股関節を動かさないので、**足の付け根がこわばりやすく**なっています。

股関節は本来可動域の広い関節ですが、意識的に伸ばさないと次第に歩幅が狭くなり、つまずくようになります。すると**腰痛やヒザの痛みの原因**となることも。

足を前に上げる代表的な筋肉の「腸腰筋（ちょうようきん）」は、上半身と下半身をつないでいます。ここが縮こまると反り腰の原因となり、腰に負担がかかってしまいます。

そして、足の付け根には大きなリンパ節があります。足の付け根を柔らかくすることでリンパ液の流れが良くなり、**下半身のむくみや冷えの改善**にも効果的です。

○すぐ足が痛くなる人は要注意

少し歩いただけで前ももやふくらはぎがパンパンになる方は股関節の硬さを疑いましょう。放置すると、**腰痛や肩コリ、むくみ**などの全身のさまざまな不調につながっていきます。

日頃から前後、左右、内側や外側に股関節をねじるような習慣をつけ、柔らかい股関節を手に入れましょう。

お腹の奥に伸びが感じられて気持ちいい〜!

世界一気持ちいい!【股関節】のストレッチ

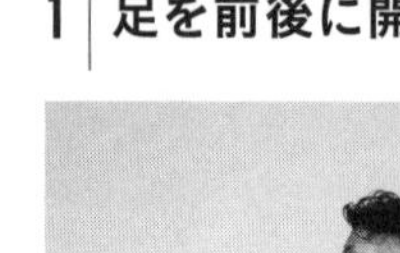

1 足を前後に開く

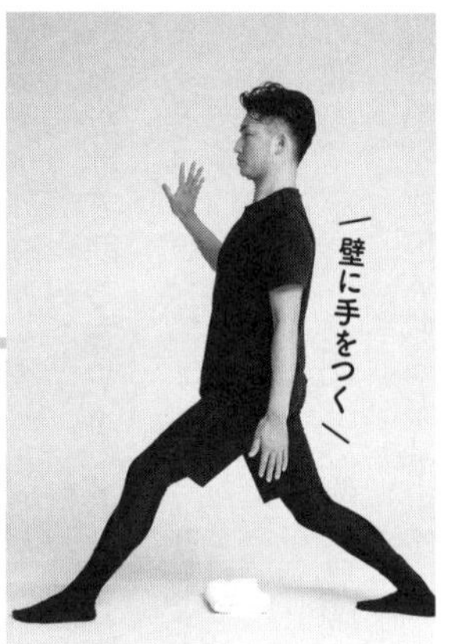

足を前後に開き、後ろ足のヒザをつけるクッションを置く。

2 両ヒザを曲げる

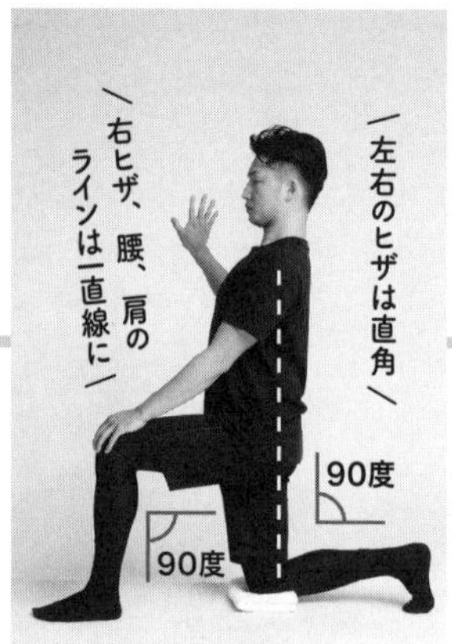

両ヒザを曲げ、後ろのヒザはクッションにあてる。背すじを伸ばしておへそを引き込み、息を吐きながらゆっくりとお腹、お尻の順にキュっと力を入れる。

準備 背すじを伸ばし、足の付け根、お腹、腰をさする

3 骨盤を後ろに倒す

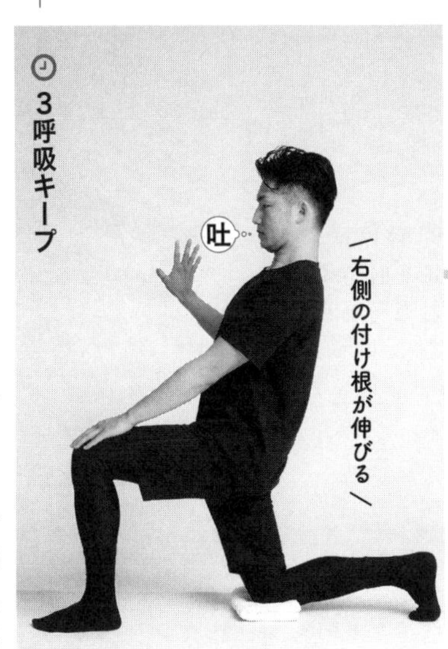

息を吸い、吐きながら骨盤を下から前にクリッと突き出し、後ろに倒す。右足の付け根の部分の伸びを感じたら**3呼吸キープ**。足を入れ替えて同様に行う。

効果がある理由！

このストレッチで足の付け根をゆるめると、腰の深部の血流がよくなります。すると腰が軽くなり、足への血流もアップして足が気持ちよくなります。さらに、股関節がやわらかくなると、足が前に上がりやすくなり、足の運びもよくなります。

股関節の硬さがとれて気持ちいい〜！

世界一気持ちいい！

【股関節回し】ストレッチ

1 仰向けに寝る

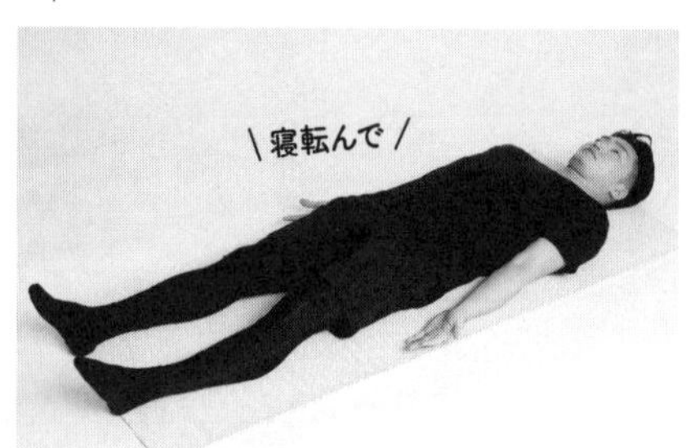

仰向けに寝て、息を吐きながらおへそを引き込む。

2 ヒザで円を描く

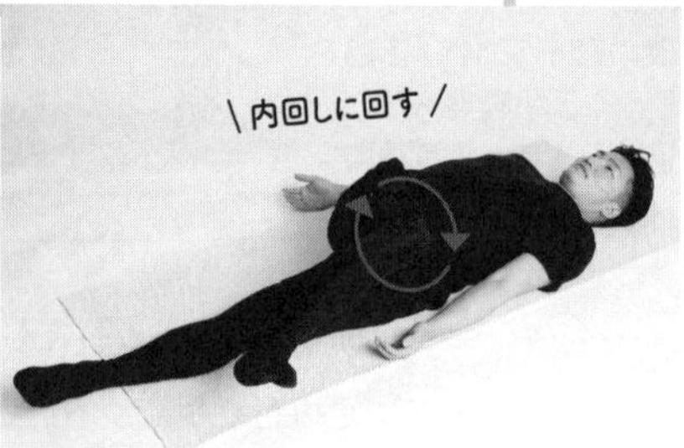

おへそを引き込んだ状態で、ヒザで円を描くように、外から内にゆっくり回す。最初は小さく、だんだん大きくしながら。10回回す。

準備 仰向けに寝て、足の付け根からお尻にかけてさする

3 反対回り

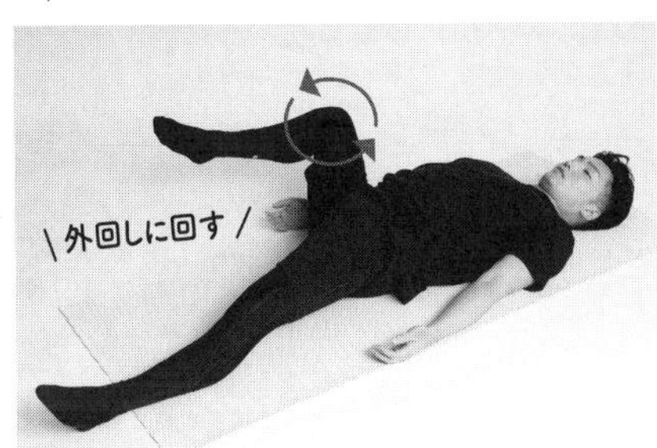

次は内から外にゆっくり**10回**回す。反対の足も同様に行う。

効果がある理由！

普段大きく動かすことのない股関節をぐるぐる回していくと、ポカポカ温まってくるのが感じられます。足の付け根から腰まで柔らかくなり、血液やリンパ液の流れも良くなって、冷え、むくみに効果てきめんです。

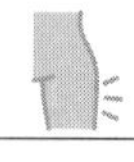

解説

【もも】

○太ももストレッチは全身の血流を良くする

太ももには大きな筋肉が集まっています。筋肉が大きいということは、**流れる血液の量も多い**ということ。だから太もものストレッチを行うことで血流が大幅に良くなり、**足だけでなく全身が軽く**なります。

太ももは大きく4パーツに分けられます。もっとも体積が大きいのは「**前もも**」の筋肉。反り腰の方、ヒザに違和感のある方はここをゆるめましょう。「**後ろもも**」はお尻やふくらはぎに影響する部分。丸腰の方はここを伸ばして、骨盤を正しい位置に戻しましょう。「**内もも**」は姿勢を安定させる働きがあります。「**外もも**」が硬い場合は外側重心になっている可能性が高いので、お尻の筋肉も伸ばして腰痛を防ぎましょう。ランニングでヒザが痛くなる方はここが硬くなっています。

○硬くなっている部分から伸ばそう

ももの筋肉は、足を使い過ぎている人も使わな過ぎている人も硬くなります。姿勢や動作によって負担が掛かる部分は人それぞれなので、**伸ばしづらいと感じる箇所を優先**して行いましょう。

前後左右バランスよく柔軟性を保つことができれば、**姿勢も良くなり、お疲れ足ともサヨナラ**できます。

内ももが伸び縮みして気持ちいい〜！

世界一気持ちいい！【内もも】のストレッチ

1 仰向けに寝て足を上げる

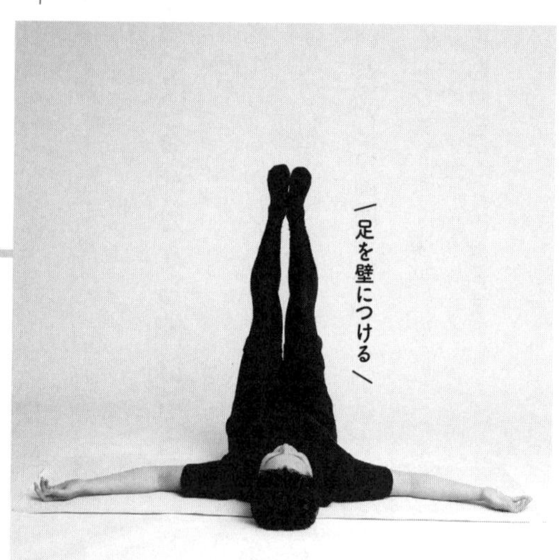

両手を肩の高さで広げ、壁にお尻を近づけて仰向けに寝て、両足を上げ、壁につける。壁とお尻の間はこぶしふたつ分ほど開ける。

準備 足の付け根、太もも全体、お尻をさする

2 両足を開閉する

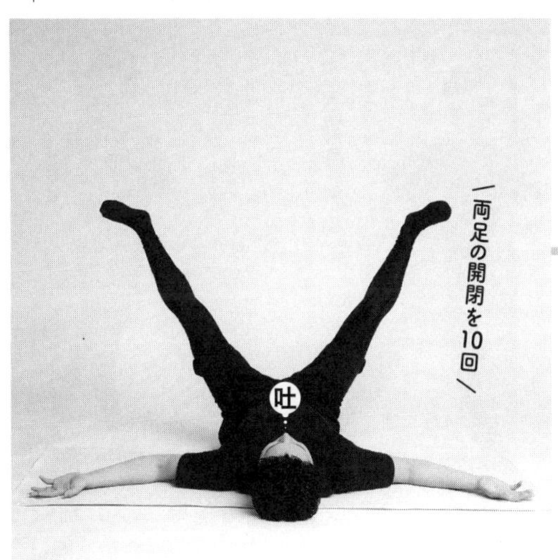

息を吐きながらおへそを引き込み、ゆっくりと両足を開く。息を吸いながらゆっくりと両足を閉じる。**10回**くり返す。

\ 効果がある理由！/

内ももは開脚などで無理に伸ばすより、開くことができる範囲内でコントロールして伸縮させる方が効果的です。疲れがとれて柔らかくなります。股関節の内側が安定してくると、お腹に力が入りやすくなり姿勢が安定します。

外ももがグイ〜ッと伸びて気持ちいい〜!

世界一気持ちいい! 【外もも】のストレッチ

1 壁に手をついて右足を引く

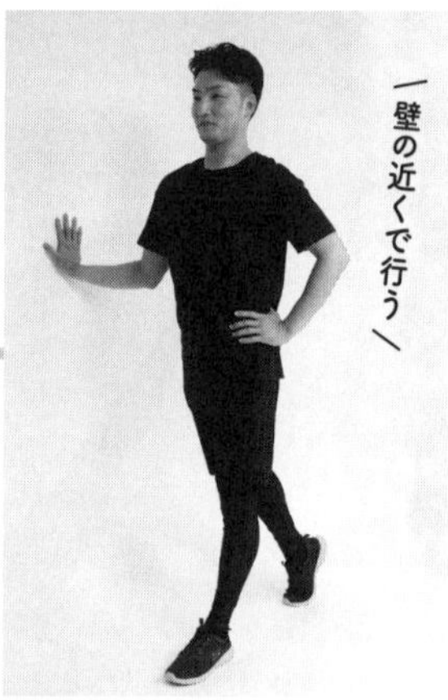

右手を壁などについて支え、右足を左斜め後ろに引く。

2 側面を床につけてスライド

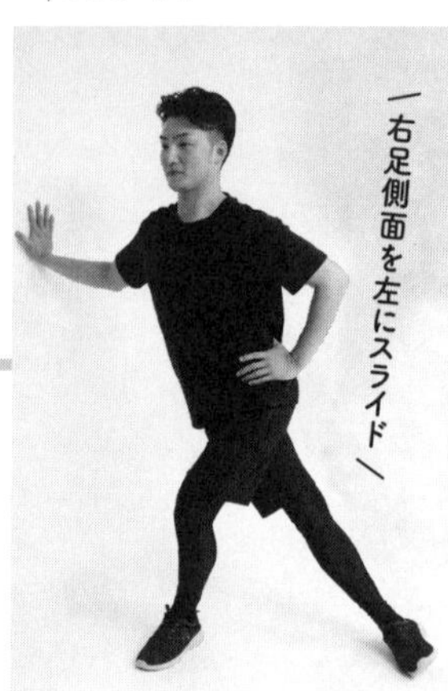

右足は小指側の側面が床についた状態にして、息を吐きながらゆっくりと左斜め後ろへスライドさせていく。

準備 背すじを伸ばして立ち、太もも全体をさする

3 伸びを感じたらキープ

吐
右足の外ももの伸びを感じる
3呼吸キープ

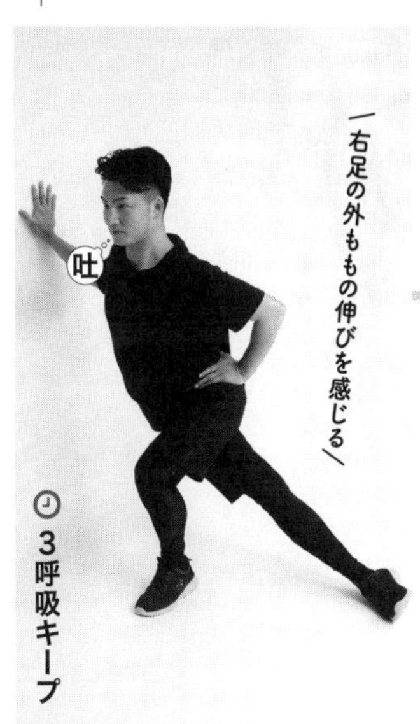

ゆっくりと左ヒザを曲げながら腰を落としていき、右足の太ももの外側に気持ちの良い伸びを感じたところで止め、**3呼吸キープ**。息を吸いながら元の位置に戻す。左足も同様に行う。

効果がある理由！

靴底の外側が減りやすい方は外側重心なので、外ももがガチガチになっています。外ももをゆるめると、ヒザや腰の負担が解消されて動きやすくなるので、たるんだ内ももに力が入りやすくなり、内もも、外もものバランスがよくなります。

前ももがグイ〜ッと伸びて気持ちいい〜！

世界一気持ちいい！【前もも】のストレッチ

1 左ヒザを曲げて座る

右足はまっすぐ伸ばし、左足はヒザを曲げて足先を左お尻の横に。左ヒザを少し外に向け、かかとをお尻に近づける。両手は体の後ろに置く。

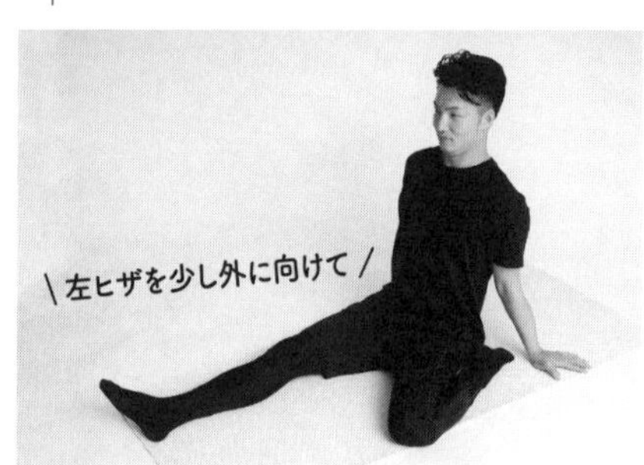

2 体を後ろに倒していく

息を吐きながら少しずつ体を後ろに倒す。おへそをのぞきこむように背中を丸めるのがポイント。

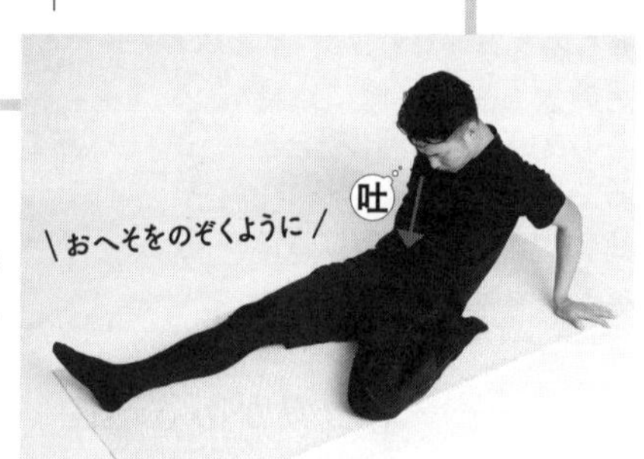

※ ヒザ痛がある方はこのストレッチはおやめください。

準備 床に足を伸ばして座り、足の付け根、太もも全体をさする

3 伸びを感じたらキープ

太ももの前側に気持ちの良い伸びを感じたところで止め、**3呼吸キープ**。息を吸いながら体を起こし元の位置に戻る。右足も同様に行う。

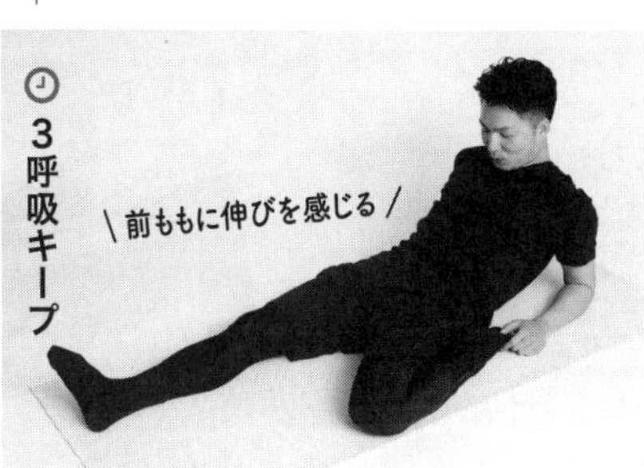

効果がある理由！

ももの「大腿四頭筋（だいたいしとうきん）」は体の中で最も大きな筋肉です。体積が大きいので、ここをストレッチすることで体全体の血流がグッと良くなります。特に反り腰の方やヒザに違和感がある方は負担がかかっているので、この筋肉をケアすることで改善につながり、腰まわりも柔らかくなります。

後ろももがグ〜ッと伸びて気持ちいい〜！

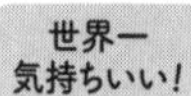

【後ろもも】のストレッチ

1 仰向けで左太ももの裏を抱える

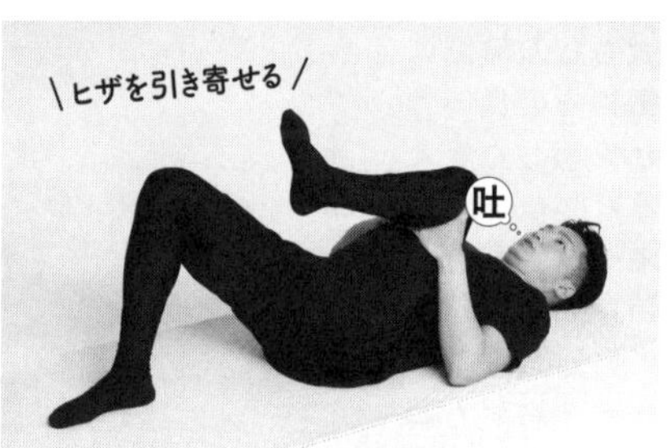

仰向けになり、両ヒザを曲げる。左足の太ももの裏側を両手で抱え、息を吐きながら胸の方へ引き寄せる。

2 ヒザを伸ばしていく

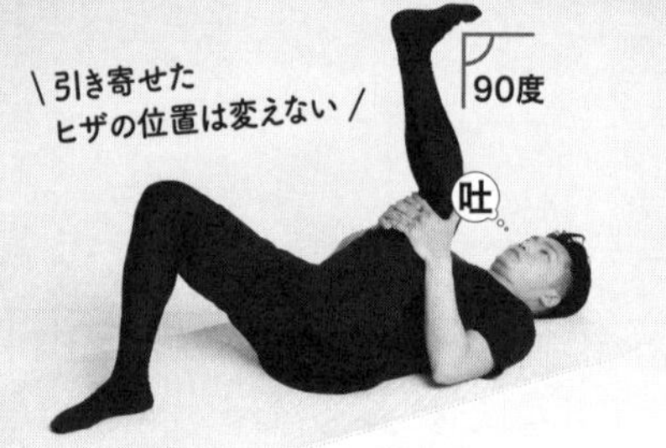

引き寄せたら息を吸い、吐きながらヒザの位置は変えずに、ゆっくりとヒザを伸ばす。このとき足首は直角に曲げておく。

準備 床に寝た状態で、太もも全体をさする

3 ゆっくり曲げ伸ばし

太ももの裏側に伸びを感じたら、足首を伸ばしてつま先を下に向け、ゆっくりとヒザを曲げる。曲げ伸ばしを**15回**くり返す。右足も同様に行う。

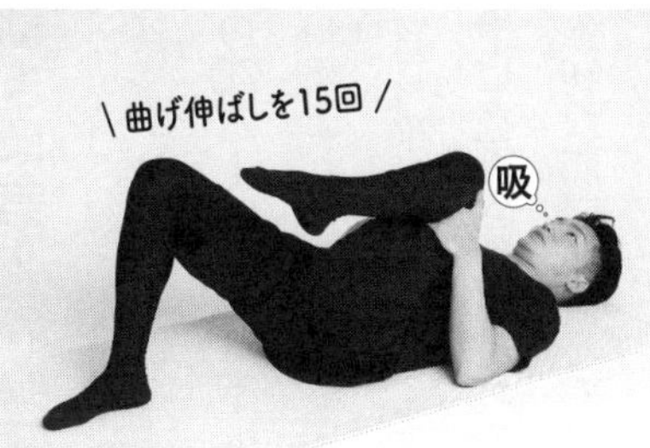

\ 効果がある理由！ /

硬くなった後ろももは、骨盤を後ろに引っ張ってしまい、腰も丸くなってしまいます。片足ずつゆっくりと曲げ伸ばしすることで、後ろももが柔らかくなります。足の疲れの解消や腰痛の緩和のためにはケアが欠かせない部分です。

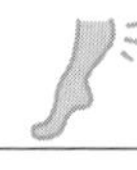

解説

【ふくらはぎ】

○ふくらはぎは第2の心臓

「ふくらはぎ」は直立歩行をする人間だけに発達した筋肉です。実は**人間の血液の70パーセントは下半身に集中**しています。二本足で立つ人間は四つ足動物よりも重力の影響を強く受けるため、血液を全身に回していくのが容易ではありません。心臓の負担も大きくなってしまうため、**血液を円滑に循環させるための第2の心臓**として、心臓から最も離れたところに強靭（きょうじん）な筋肉を集めてふくらはぎという器官が作られたのです。

ふくらはぎの筋肉は「下腿三頭筋」と呼ばれ、表層部の「腓腹筋（ひふくきん）」と深部の「ヒラメ筋」から成り、「アキレス腱」となってかかとに付いています。このふたつを合わせると、**体の中で2番目に大きい筋肉**となります。お尻の筋肉よりも大きいというのは驚きですね。

○ふくらはぎのポンプ作用で全身スッキリ！

ふくらはぎを柔らかくすることで**筋ポンプ作用が働きやすくなり、足だけでなく全身がスッキリ**します。ただし、勢いや反動をつけるとうまく伸ばすことができないので、ゆっくりと伸ばしていきましょう。また、運動前には、**部位にもよりますが30秒以上伸ばすと「筋出力」が落ちてパフォーマンスが低下する**ので気をつけましょう。

ふくらはぎがグ〜ッと伸びて気持ちいい〜！

世界一気持ちいい！

【ふくらはぎ】のストレッチ

1 ふくらはぎを伸ばす

＼両足のつま先は正面に／
吐
／壁を押すように＼
3呼吸キープ

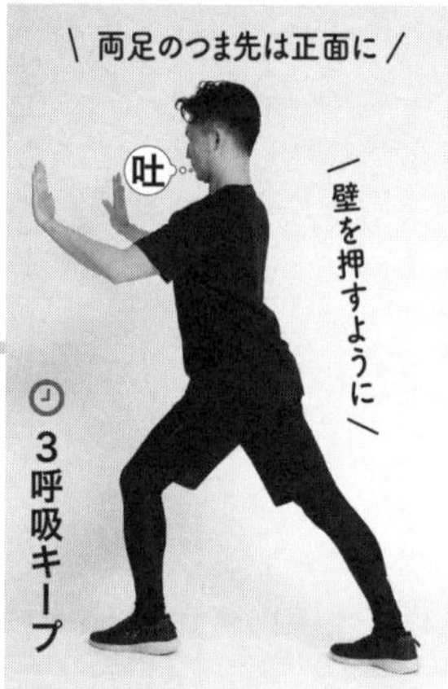

壁に両手をつき、右足を後ろに引く。息を吐きながら左ヒザを曲げて、壁を押すようにしてゆっくりと右のふくらはぎを伸ばし**3呼吸キープ**。かかとは浮かないように。左足も同様に行う。

2 左ヒザを立てて座る

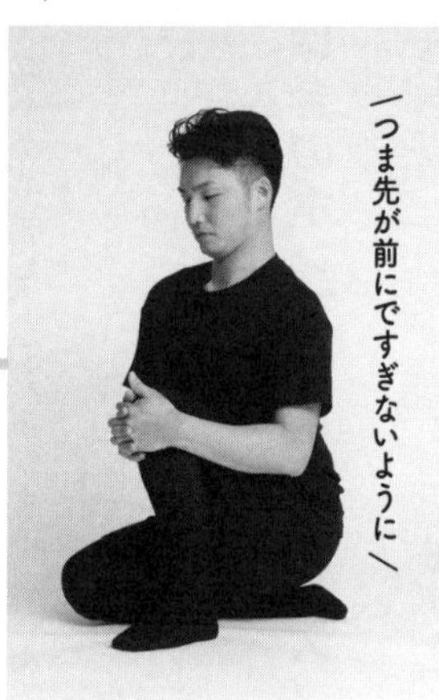

正座になり、左ヒザを立てて足を右ヒザの隣に置く。

準備 足首、ふくらはぎ全体をさする

3 上体を前に倒す

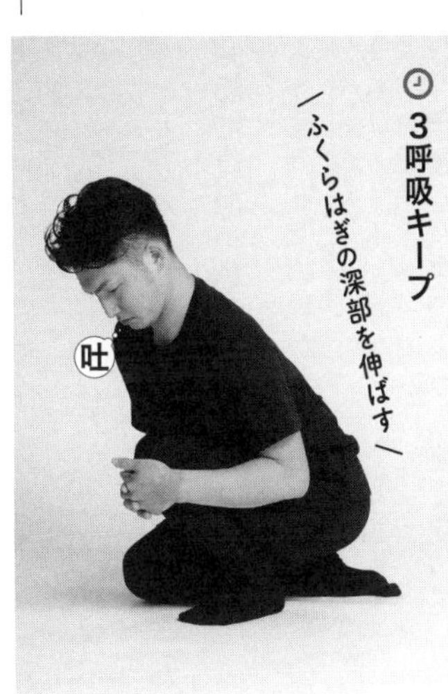

両手でヒザを抱え、息を吐きながらゆっくりと上体を前に倒していく。かかとが浮かないように。左のふくらはぎに気持ちの良い伸びを感じたら**3呼吸キープ**。息を吸いながら戻す。右足も同様に行う。

効果がある理由！

ヒザを伸ばした状態で表層の筋肉（腓腹筋（ひふくきん））、ヒザを曲げた状態で深部の筋肉（ヒラメ筋）を伸ばすことができます。ふくらはぎがゆるむと全身の血流改善につながるので、だるさが取れてスッキリします。

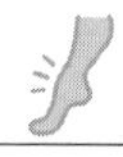

解説

【足】

○日本人は足首が固まりやすい！

足首は体の土台となる部分で、体重を支え、バランスを取る働きがあります。日本人はかかと重心の人が多く、足首が固まりやすいので注意が必要です。足首が固まってクッション性が失われると、**ヒザや股関節、腰などの関節に負担**がかかってしまいます。

足首から先には28個の骨があり、手と同じような構造になっています。ひと固まりのものとして使っていた足首から先の部分が柔軟に使えるようになれば、**足裏がバネのような働きをして、動きやすく疲れにくい足**

になってきます。そして血流も良くなり、**全身の疲労の解消にもつながります。**足をゆるめることは健康への第一歩なのです。

○「足は小さな骨の集まり」とイメージする

足の指を動かしてみましょう。思い通りに動かすことができますか？**グーチョキパーがスムーズにできれば問題ありません。**足の指をうまくコントロールできない方は、毎日動かしていくことで筋肉を目覚めさせてあげましょう。**「足は小さな骨の集まり」だということをイメージしながら動かしていくことで、**柔軟な足に変えることができます。

世界一気持ちいい！【足首】のストレッチ

1 足の甲をひねる

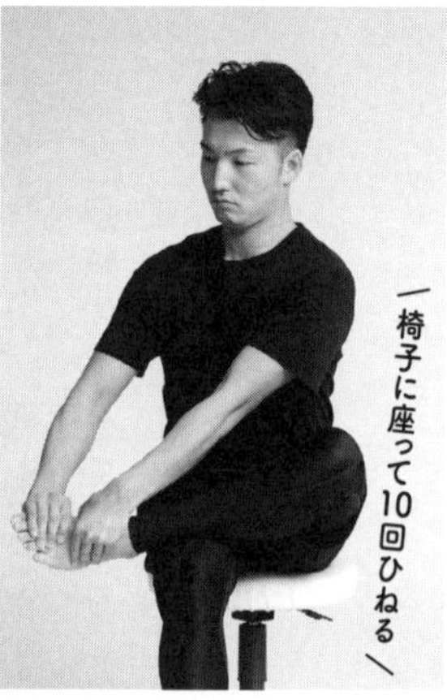

足をももにのせて両手でつかみ、タオルを絞るように足首や足の甲の真ん中を**10回**ひねる。

※ あぐらで行ってもOK

2 かかとと足首を引き離すように引っぱる

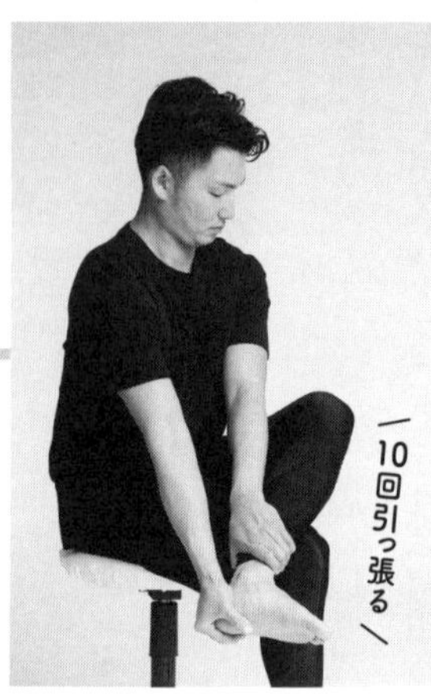

かかとと足首をそれぞれつかみ、引き離すように**10回**ゆっくりと引っぱる。

準備 イスに座り、足首から下全体をさする

3 足首を回す

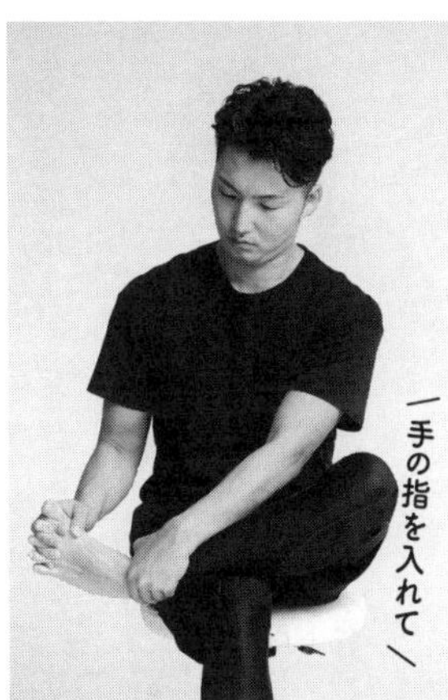

左足の指の間に右手の指を入れる。左手で足首を持ち、右手で足首をゆっくりと**10回**回す。右足も同様に行う。

効果がある理由！

このストレッチで足首をぐるぐる動かしていくと、固まった足首が柔らかくなり、動きやすくなります。滞った血流が良くなるので足がスッキリ軽くなり、むくみの解消につながって、足首がほっそりしてきます。

足裏がグ〜ッと伸びて気持ちいい〜!

世界一気持ちいい!【足裏】のストレッチ

1 こぶしで足裏をほぐす

椅子でも床でもOK

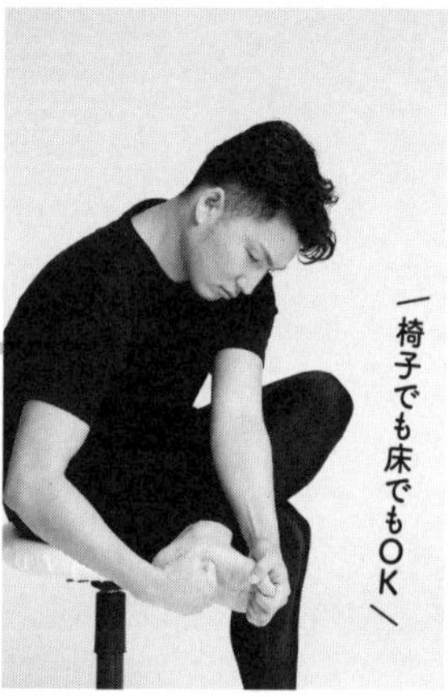

イスに座り、左足を右モモにのせる。左手で左足の甲を支え、右手は軽く握って第2関節の角の部分で足裏をこすりながらゆるめる。**10回**くり返す。

※ 床に座って行ってもOK

2 足指を反らす

3呼吸キープ
足裏を3呼吸伸ばす

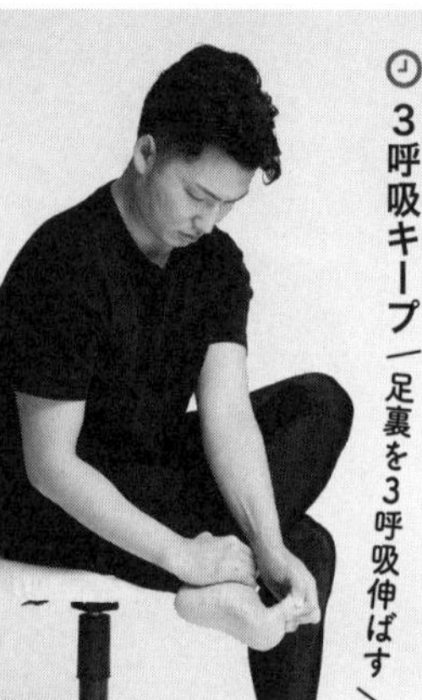

左手で足の指を反らし、ゆっくりと足裏を伸ばして**3呼吸キープ**。右足も**1**、**2**を同様に行う。

準備 足首から下全体をさする

3 正座して足裏を伸ばす

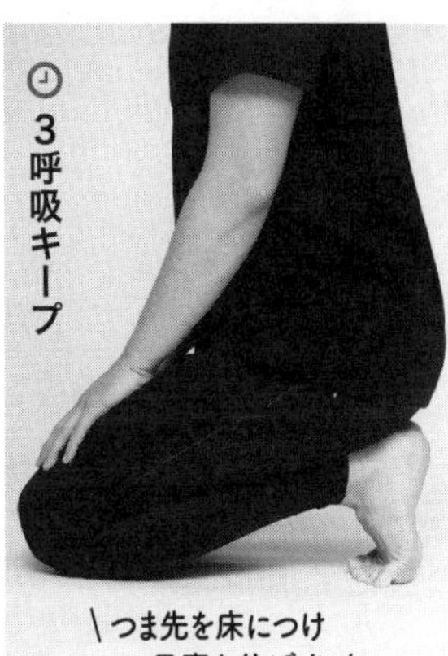

両足が終わったら正座になり、つま先を床につけてゆっくりと足裏を伸ばして**3呼吸キープ**。

効果がある理由！

足裏を刺激すると足裏全体がゆるみ、疲労感が取れます。足裏のクッション性が改善されるとヒザや腰などへの負担が軽減されます。でこぼこ道や坂道でも疲れにくくなるでしょう。

指先の緊張が解けて気持ちいい〜！

世界一気持ちいい！【足指開き】のストレッチ

1 左足を右ももにのせる

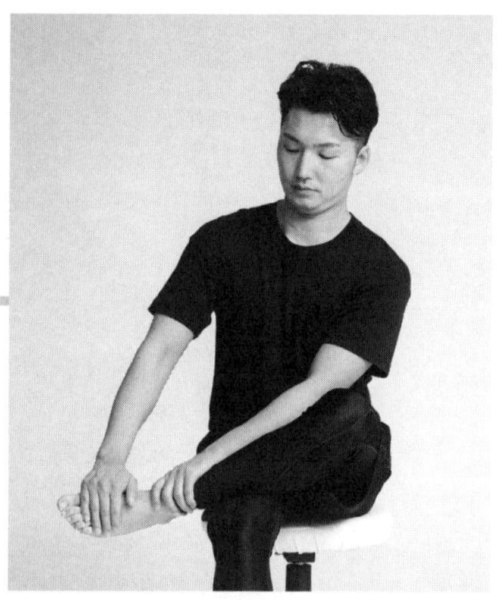

イスに座り、左足を右ももにのせて、足首から下をさする。
※ 床に座って行ってもOK

2 1本ずつ指の間を開く

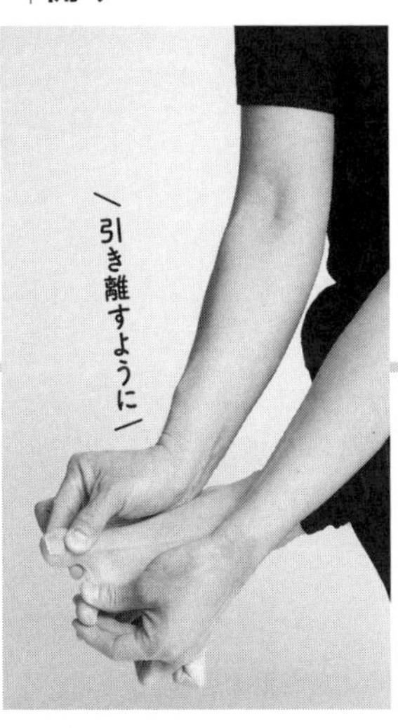

足の指を、ゆっくりと引き離すように開く。

3 5回繰り返す

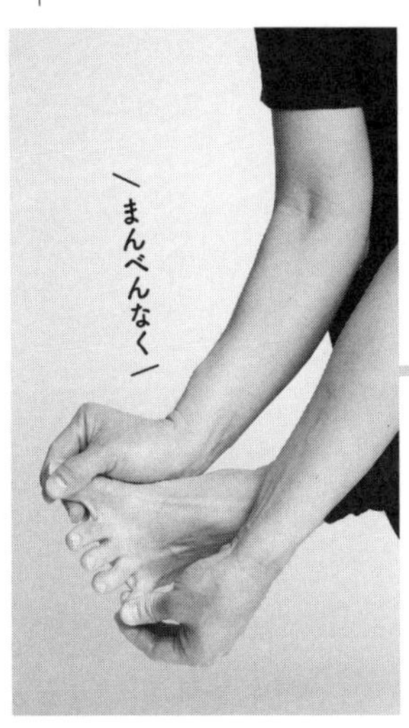

5回ずつ、すべての指の間をまんべんなく開いていく。右足も同様に行う。

効果がある理由！

こわばった足の指を気持ち良く開いていくと、指先の緊張が解けてリラックスした状態になります。足の指が柔らかくなると、地面を指でつかむことができるようになるので、姿勢や動きが安定します。

chapter 3.

＼世界一気持ちいい／

ストレッチ シーン別

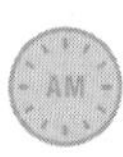

【仕事前】のストレッチについて

○活動前は動的ストレッチ

出勤前や運動前などは、じっくりキープして伸ばす静的ストレッチよりも、**動かしながらゆるめていく動的ストレッチ**がおすすめです。血流が良くなり、頭が冴えてくるので、**体が軽くなって気分が上がります。**筋温を温めることで動きやすくなり、**ケガの予防**にも効果的です。

仕事前のストレッチで狙うポイントは、**股関節と肩甲骨**のふたつです。股関節と肩甲骨は対角線で引き合う関係性があるので、両方の筋肉がスムーズに動けば全身を動かしやすく、正しい姿勢も作りやすくなります。

○仕事前のストレッチのコツ

股関節と肩甲骨を動かすときのポイントは、体幹がぶれないようにすること。**おへそを少し引き込むようにして下腹部に少し力を入れる**と体幹が安定します。この状態で動かしてみましょう

余裕があれば、気になる部位のストレッチも追加しましょう。静的ストレッチを行う場合は、伸ばす時間を**10秒程度**と短めにしましょう。じっくり時間をかけると、体がリラックスモードになってしまうからです。

ストレッチで頭まで血液をしっかり回していけば、朝イチから良い仕事ができることでしょう。

世界一気持ちいい！【仕事前】のストレッチ

1 足を前後にスイング

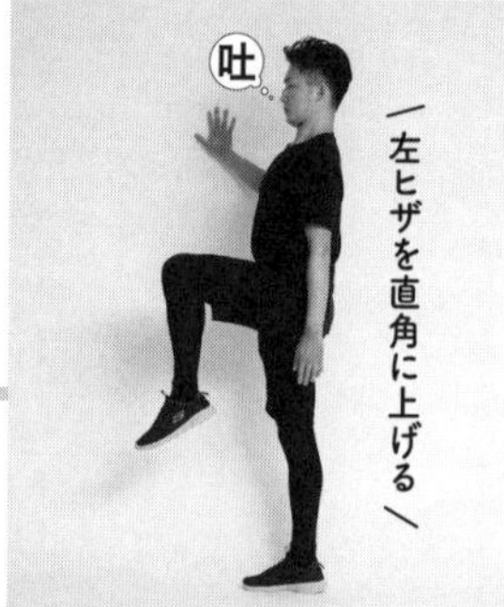

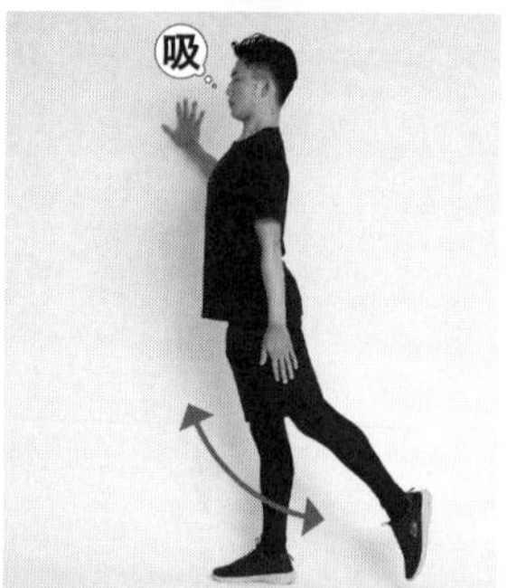

壁に右手をつき、息を吐きながら左ヒザを上げ、息を吸いながら後ろへ振って**10回**スイングする。向きを変え、右足も同様に。

2 背すじを伸ばして中腰になる

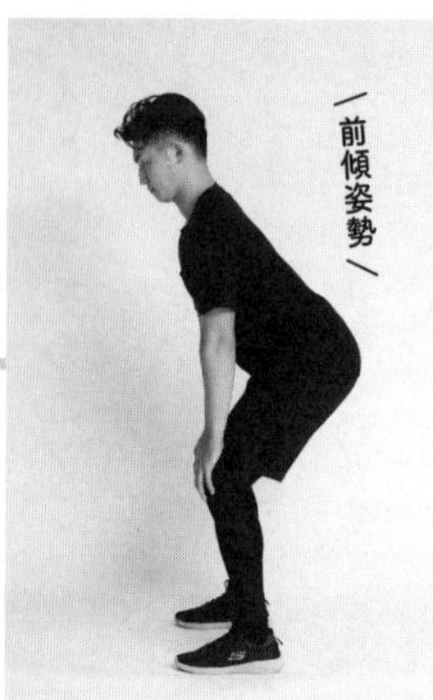

両ヒザを少し曲げ、お腹に力を入れ中腰になる。背中はやや前傾姿勢でまっすぐにする。

3 肩甲骨から肩を回す

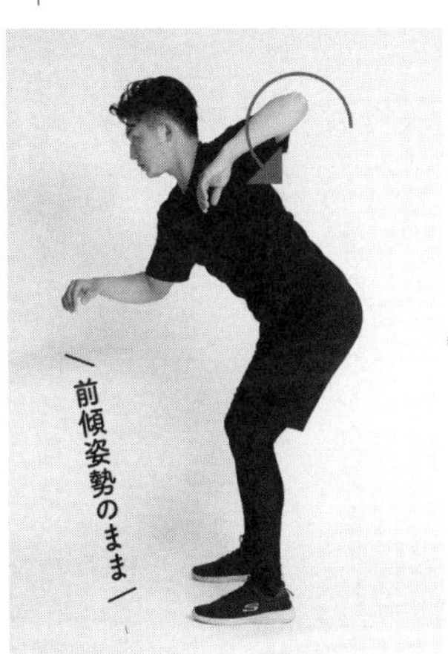

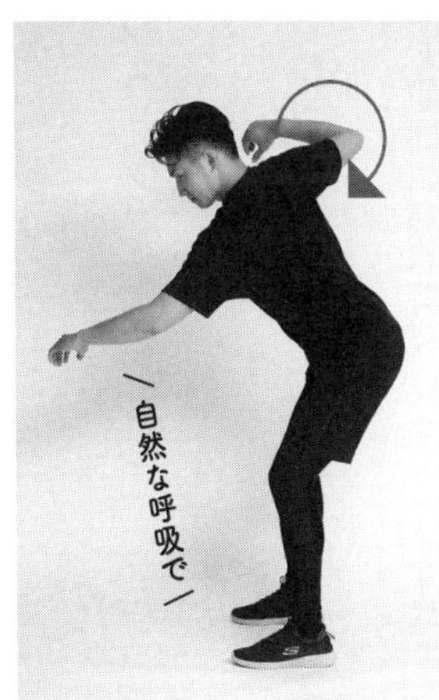

2の姿勢でヒジを軽く曲げ、ヒジを脇から少し離し(約30度)肩甲骨から肩を回す。前回しに10回、後ろ回しに10回。

効果がある理由！

車通勤や電車通勤の方は、身動きが取れず体がカチカチのまま出社していますよね。そのまま机に向かえばさらに体は硬くなります。朝のコーヒーよりも、朝の「動的ストレッチ」のほうが血流が良くなり、頭も冴えます。

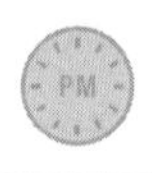

解説

【仕事後】のストレッチについて

○活動後は静的ストレッチを！

仕事の後はじっくりと伸ばす**静的ストレッチ**が最適です。外で活動しているときは交感神経が優位になり、体が戦闘モードになっています。家に帰ってきたら、ゆっくりと呼吸をしながら気持ち良く筋肉を伸ばしてあげましょう。**3〜5回の深い呼吸でじっくりキープを2、3回**繰り返すと、硬くなった筋肉がゆるみます。静的ストレッチを行うと副交感神経が優位になり、**体がリラックスモードに切り替わり**ます。

運動の後も静的ストレッチが有効です。疲労の溜まった筋肉を伸ばし、血流を良くしましょう。関節の柔軟性も高まるので、ケガの予防にも効果的です。

○お風呂上がりは筋温が上がっている

やり方としては、まずは**体全体を気持ち良く伸ばします**。追加で特に疲れを感じる部位を伸ばすとさらにいいでしょう。

お風呂上がりは筋温が上がった状態なので、「伸び感」が得られやすくなります。筋肉がゆるみ、リラックスした状態で眠りにつけば、**睡眠の質も高く**なります。翌日に疲れを残さないためにも、日々のケアを習慣化させましょう。

全身リラックスで気持ちいい〜！

世界一気持ちいい！【仕事後】のストレッチ

1 前屈する

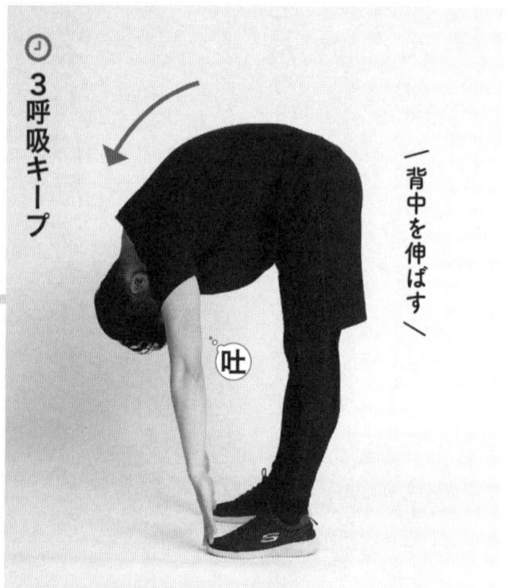

両足を肩幅に開き、息を吐きながら前屈し、
3呼吸キープ。

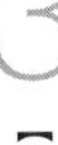

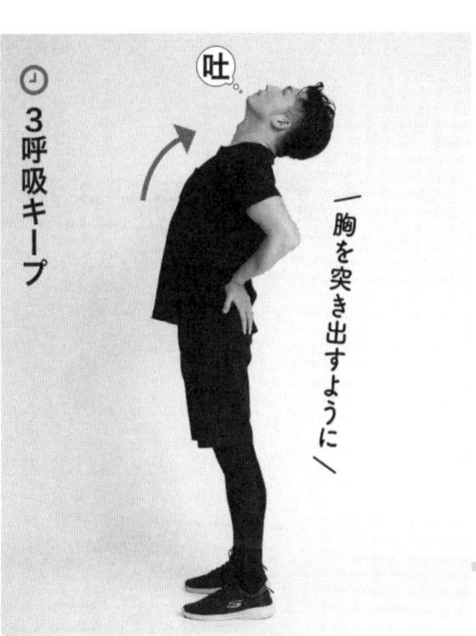

2 体を反らす

両手を骨盤に当てて、息を吐きながら上半身を後ろに反らし、**3呼吸キープ。**

3呼吸キープ

吐

壁を使って

3 上半身をひねる

壁に背中を向けて立つ。足は動かさずに、息を吐きながら上半身をひねって壁に振り返り、両手をつく。**3呼吸キープ。**

4 体の前側を伸ばす

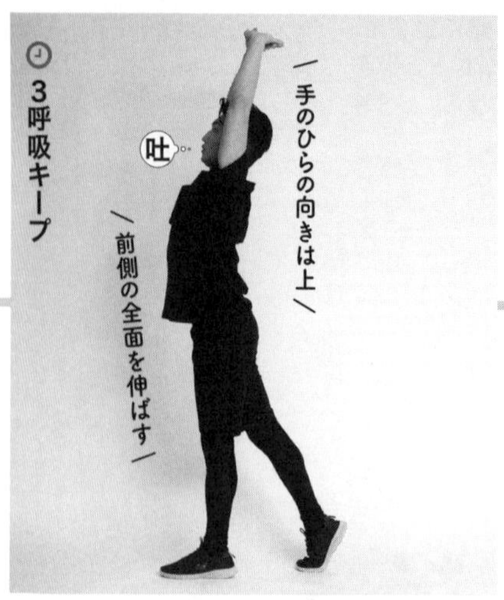

左足を前に出し、上げた手の指を組んで手のひらを上に向け、息を吐きながらゆっくりと前に重心をかけ、**3呼吸キープ**。右足を前に出して同様に行う。

5 アキレス腱を伸ばす

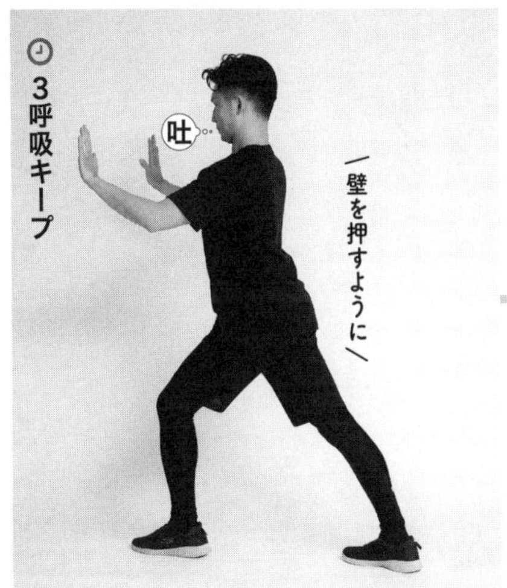

壁に手を付き、右足を後ろに引く。壁を押しながらアキレス腱を伸ばし、**3呼吸キープ**。足を変えて同様に行う。

効果がある理由！

仕事中は戦闘モードなので、どうしても体は固まる傾向に。その状態のまま休んでも、質の良い休息は取れません。翌日に疲れを持ち越さないためにも、仕事が終わったらじっくり体を伸ばしてリラックスモードに切り替えましょう。

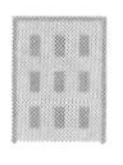

解説

【オフィスでできる】ストレッチについて

○正しい姿勢は疲れにくい！

オフィスの椅子に座ったままでかまいません。**お腹を縦にギューッと伸ばすストレッチ**をしてみましょう。骨盤が立ち上がり、お腹が縦に伸び、頭は体の真上に。肩はストンと落ちて、正しい姿勢になります。

姿勢を保つためには、重力に抗って体を支える「抗重力筋」を働かせる必要があります。正しい姿勢ではこの**筋肉の負荷を最小限**にすることができます。猫背などの望ましくない姿勢では、首や背中、腰など、大きな負担がかかるポイントが出てしまい、呼吸が浅くなったり、肩がこる、腰が痛いなどの不調の原因となります。

正しい姿勢は筋肉の負荷を分散させ、体を疲れにくくさせてくれます。

○15分経ったら一度立ち上がる

ただし、たとえ正しい姿勢でも、同じ姿勢を続けると一部の筋肉に負担がかかります。筋肉を動かさないので全身の血流も悪くなります。できれば**15分程度ごとに立ち上がって体を動かしましょう。**軽い足踏みや伸びでもいいのです。

忙しくても、**深く呼吸をしながら筋肉を伸ばす**ことは忘れずに。血流が良くなれば、頭が冴えわたります。

「ラクな姿勢」になって気持ちいい〜！

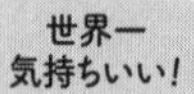

【オフィスでできる】ストレッチ

1 指を開く

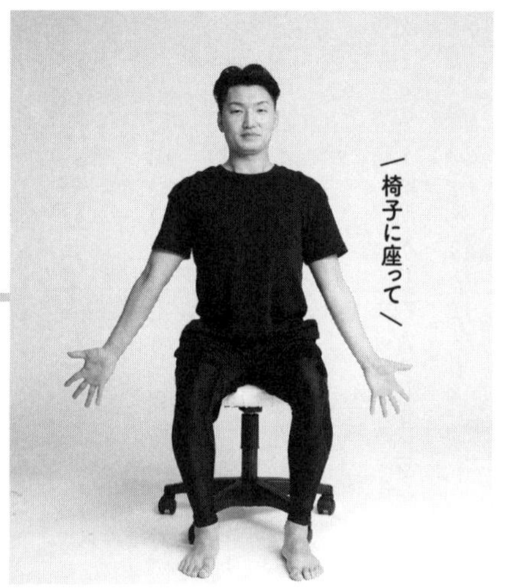

椅子に座り、指をしっかり開く。
※ 立って行ってもOK

準備 背すじを伸ばして座り、胸、背中、脇腹をさする

2 両腕を上げる

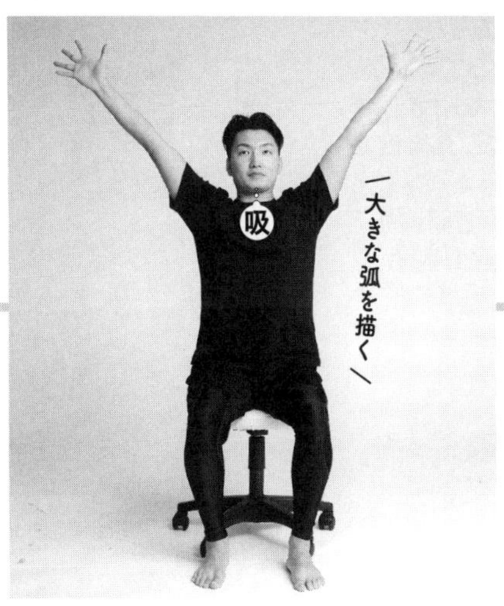

息を吸いながら体の横からゆっくりと両腕を上げる。指先がなるべく体の遠くを通るように。

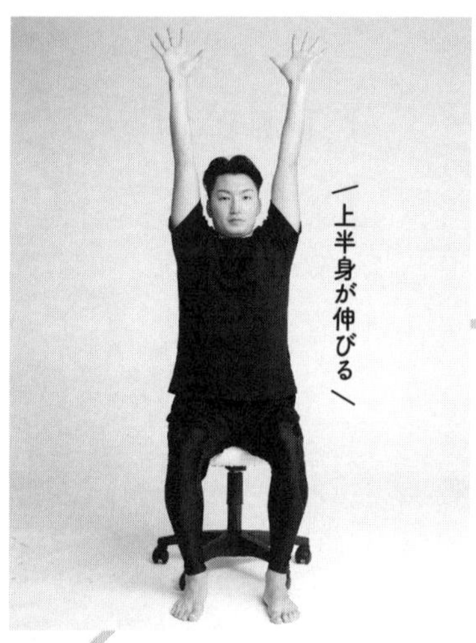

3 上に伸びる

腕を上げたら、さらに上に向かって伸びる。少しお腹を引き込んだ状態で、息を吐きながら、来た道を通ってゆっくりと両腕を下ろす。**5回**くり返す。

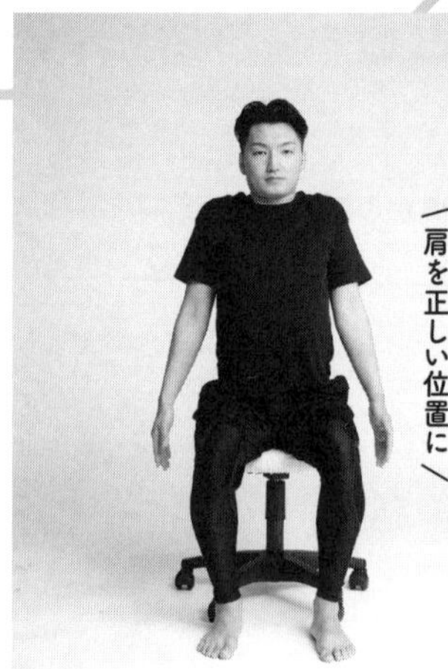

4 両肩をすくめて後ろに回す

両肩をギュッとすくめて、そのまま後ろに回し、ストンと脱力する。

5 上を向く

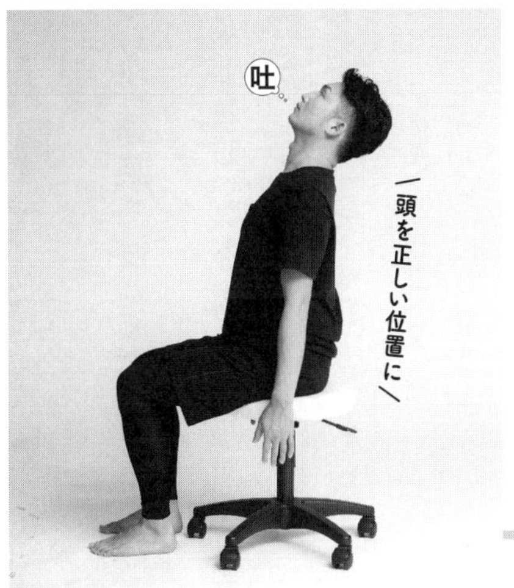

背すじを伸ばしてアゴを引き、息を吐きながらゆっくりと上を向く。息を吸いながら正面に戻す。

効果がある理由！

このストレッチでは正しい姿勢を作ることができます。正しい姿勢であれば、筋肉の負担は最小限にとどめることができます。無意識にとっている姿勢を、意識して正す機会を増やしていきましょう。

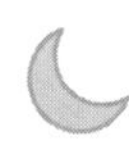

解説

【寝る前にできる】ストレッチについて

○ストレッチで睡眠の質を上げる！

寝る前は、**やさしいストレッチ**がおすすめです。ゆっくりと呼吸をしながら筋肉を伸ばしていくとリラックスモードに切り替わり、**心地良い眠り**につくことができます。P171でも書いたように、お風呂上がりは筋温が上がっているので伸びやすく、おすすめです。

睡眠によっていかに疲れを回復できるかで、**翌日の体調は変わります。**それが何年何十年と積み重なり、**老後の健康につながっていきます。**日々の疲れを自分の力でしっかり回復できるようになることが大切です。

○足の疲れをとってリラックス

ここではふたつのストレッチをつなげて紹介します。

まず**足を上げて振る**ことで、血液やリンパ液の流れを促し、足の疲れやむくみなどをとります。あまり激しく振ると眠気が覚めてしまうので、やさしく行いましょう。

次は**股関節を開き、脳をリラックスさせる**開放的なポーズです。足の付け根を開くことで下半身の血流が良くなります。

一日の終わりに頑張った体をやさしく労(ねぎら)ってあげると、翌朝スッキリとした目覚めを感じることができるでしょう。

寝ながら足の疲れがとれて気持ちいい〜!

世界一気持ちいい!【寝る前にできる】ストレッチ

1 仰向けで足を動かす

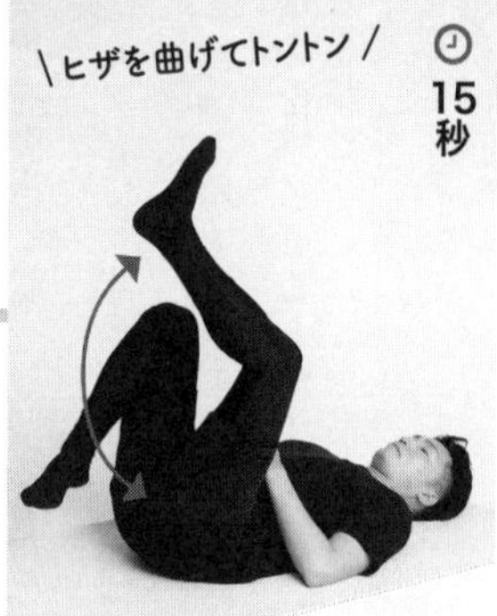

仰向けに寝て、両ヒザを曲げて上げる。かかとでお尻を叩くように、足を交互に**15秒**動かす。

2 手足を上げて振る

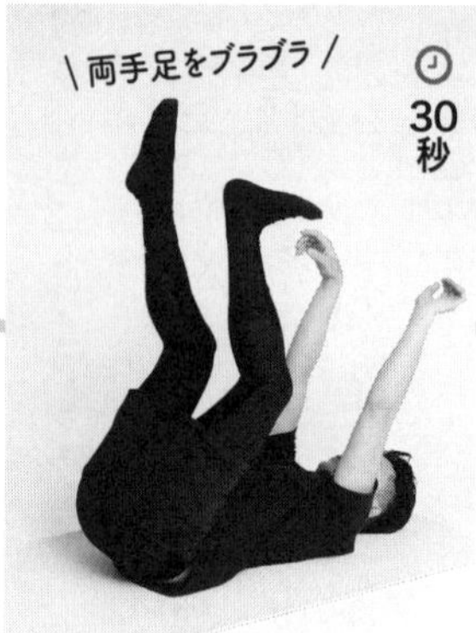

両手両足をまっすぐ上げ、**30秒**ブラブラと振る。

準備 お尻、内ももをさする

3 足を上げて開く

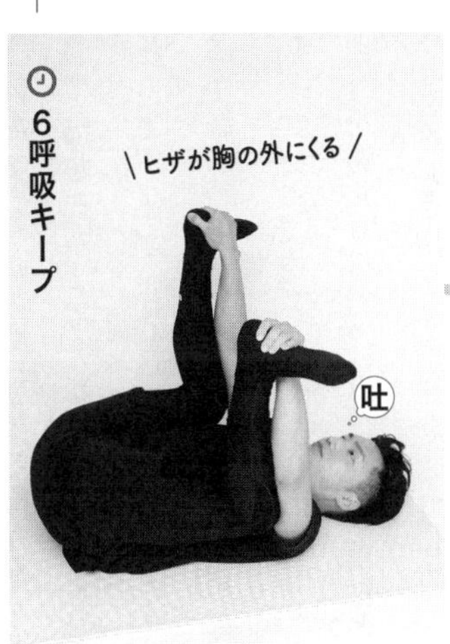

足の内側をつかみ、息を吐きながら足を上げて外に開く。ヒザが胸の外にくるようにし、足裏はなるべく天井に向ける。力を抜いてリラックスし、**6呼吸キープ**。息を吸いながら戻す。手の位置は足首でもヒザの裏でもOK。

効果がある理由！

手足を上げて振ることで血液やリンパ液などの巡りが良くなり、末端の冷えや足のむくみが解消！ さらに背骨や太ももの裏まで心地良くストレッチすることで、一日の疲れがほぐれ、気持ちをリセットできます。

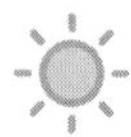

解説

【起床時にできる】ストレッチについて

○朝起きたら筋肉が冷えている

睡眠中は体温が下がるので、**朝は筋肉が冷えて硬くこわばっています。**いきなり飛び起きるのは、ケガのリスクが高まるので絶対やめましょう。起きたらまずゆっくりと呼吸をしながらストレッチを。筋肉に血液が巡って体が温まっていきます。体の末端から徐々に動かし始め、やさしく体を目覚めさせてあげましょう。

特に寝返りをあまり打たない方は、**起きたとき体がガチガチ**です。朝のストレッチで動き出す準備を念入りに行うとともに、**寝る前のスト**

レッチも習慣化しましょう。

○朝イチのストレッチで午前中が決まる

血流をアップさせると全身に酸素が行きわたるので、**頭がスッキリしてシャキッと目覚める**ことができます。そうすれば、**午前中からテキパキと仕事を行う**ことができるでしょう。

また起床時のストレッチには、**内臓や自律神経などの機能を正常に働かせる効果**もあります。朝は食欲がない、便秘がちだという方にもおすすめです。

気持ち良い一日を過ごすために、目覚めのストレッチをぜひ毎朝のルーティンにしましょう。

起床時はゆっくり伸ばして気持ちいい〜！

世界一気持ちいい！

【起床時にできる】ストレッチ

1 両足をブラブラ振る

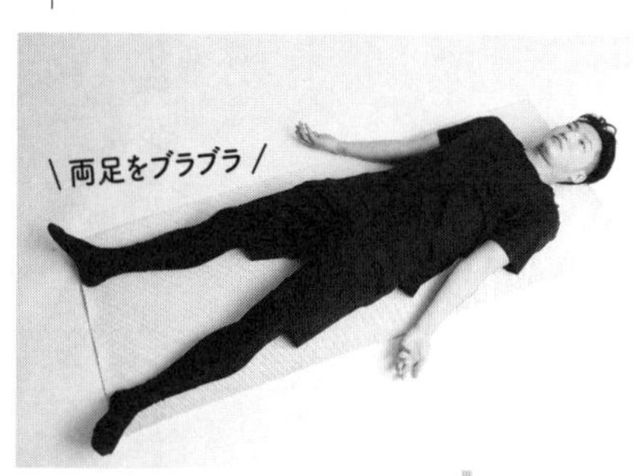

仰向けに寝た状態。両足を軽く振り、徐々に足の付け根から大きく振る。

2 片ヒザを抱える

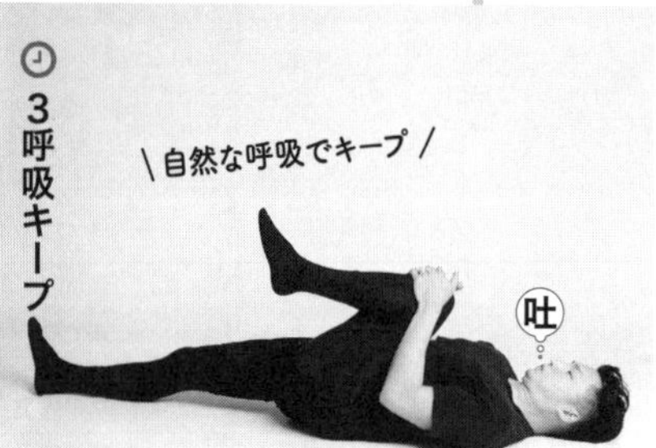

息を吐きながらゆっくりと左ヒザを抱え**3呼吸キープ**。息を吸いながら戻し、右足も同様に行う。

3 両ヒザを抱える

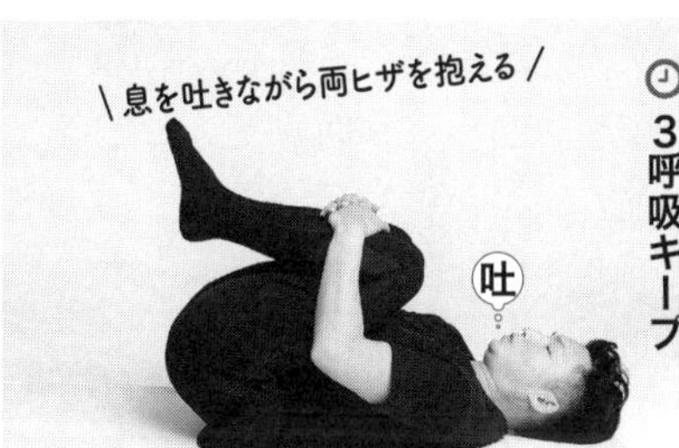

息を吐きながら両ヒザを抱え**3呼吸キープ**。その後、上下左右に小さく揺らす。

効果がある理由！

起床時は体温が低く筋肉が固まった状態。激しいストレッチをするとケガのリスクが高まってしまいます。末端から少しずつ気持ち良く動かし始め、寝起きのダルさを解消し、体内スイッチをONにしましょう。

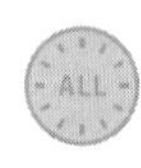

解説

【ちょっとした時間にできる】ストレッチについて

○隙間時間はスマホよりストレッチを！

ちょっとした待ち時間ができたら、あなたは何をしていますか？　多くの人は下を向いてスマホを見ているでしょう。しかし、この本を手にしたあなたはもう、**隙間時間には「体を伸ばしたい」と思えるはず**です。

ここでは隙間時間にできるストレッチを三つ紹介しますが、もちろん本書で紹介したほかのストレッチでもＯＫです。気になる部位をパパッと伸ばしましょう。**リラックスしたいときは静的ストレッチ、頭を使う**

前なら動的ストレッチがおすすめです。

○ストレッチ習慣が人生を変える

ストレッチは体をラクにするだけでなく、**心も気持ち良くリセットしてくれる**ものです。一度に時間をかけて行うのではなく、ちょっとした時間にひとつでもふたつでも行う習慣づけが大切です。

忙しい合間のちょっとした**隙間時間こそ無駄にせず、ストレッチをするチャンス**にしましょう。ストレッチが少しずつ人生を変えてくれます。

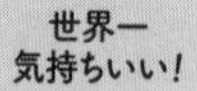

心身がリフレッシュして気持ちいい〜！

【ちょっとした時間にできる】ストレッチ

1 両ヒジをつかむ

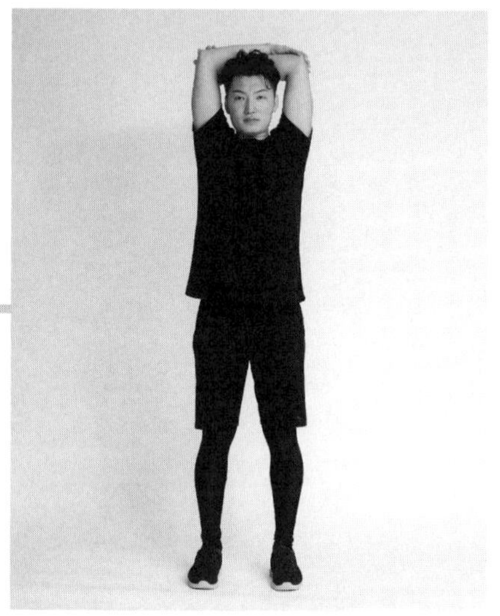

腰幅に足を開いて立つ。両腕を上に上げ、それぞれ反対側のヒジをつかむ。

※ 座って行ってもOK

2 右に倒す

息を吸い、吐きながら上半身を右に倒し、左脇腹を伸ばす。

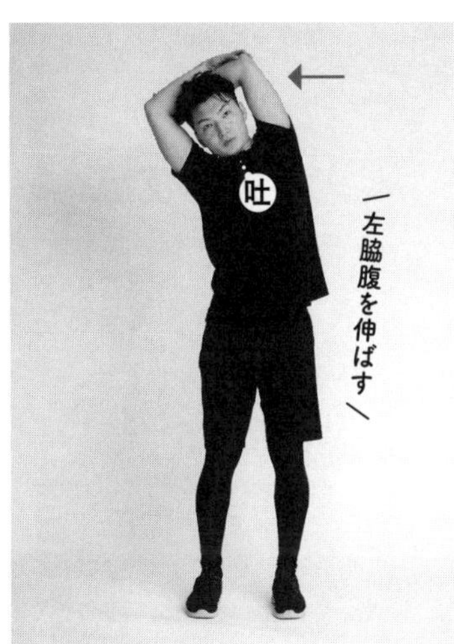

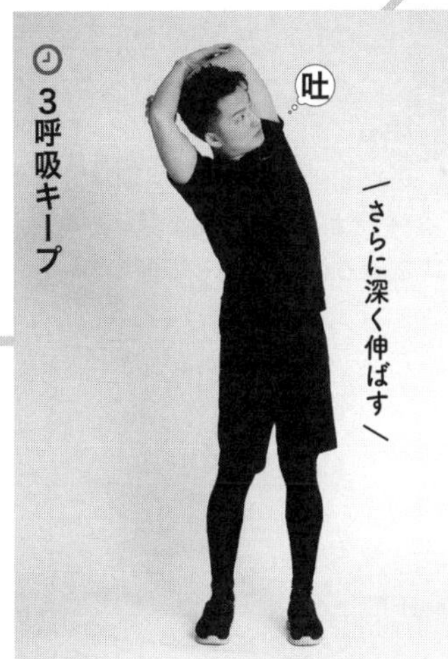

3 左後方へ開く

2の位置で息を吸い、吐きながら左後方に体を少し開く。**2**、**3**を反対側も同様に行う。**3呼吸キープ**。

4 アゴを押す

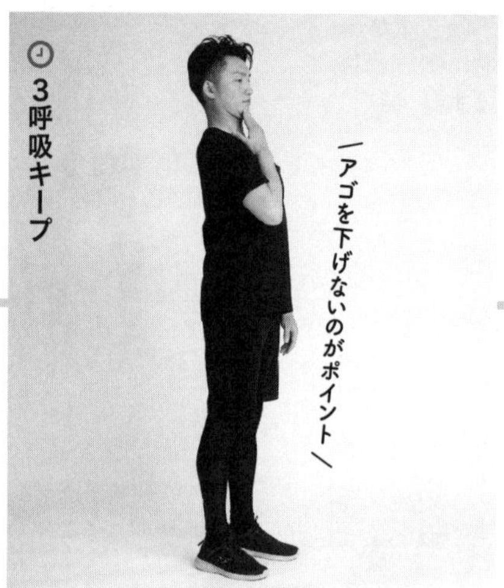

アゴに指先を当てる。顔が床と垂直な状態を保ちながらアゴを後ろに**3回**押して最後に**3呼吸キープ**。

5 しゃがんで足の付け根を開く

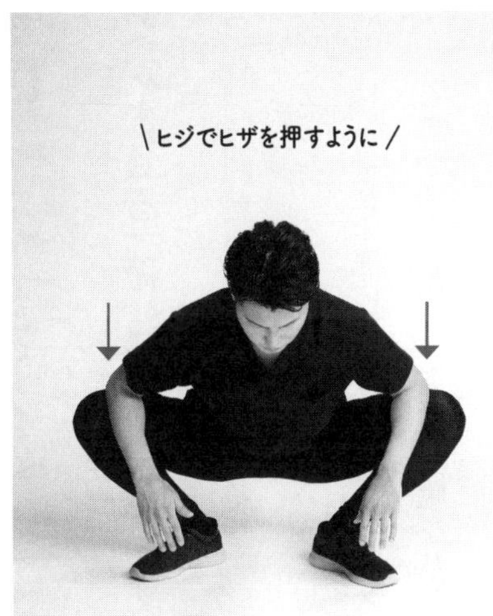

ヒザを開いた状態でしゃがみ、ヒジでヒザを外側に押しながら足の付け根を開く。

効果がある理由！

隙間時間に行うストレッチは、体をラクにするだけでなく気分のリフレッシュにも効果的。まとまった時間を取らなくても、1～2分で十分なので、デスクワークや会議の合間に、気になる部位をパパッと伸ばし、動かす習慣をつけましょう。

解説

【電車内でできる】ストレッチについて

○体幹を安定させる「骨盤底筋（こつばんていきん）」を鍛える！

電車での移動時間は**「骨盤底筋」**を鍛える時間にしましょう。見た目にはまったくわからず、こっそり鍛えることができるからです。

骨盤底筋とは、**骨盤の底にあるインナーマッスル**のこと。骨盤の底には骨がなく、この筋肉が骨盤内にある**内臓をハンモックのように支えています**。普段意識することのすくない筋肉ですが、重要な縁の下の力持ちです。骨盤底筋は姿勢と関係が深いので、動かすことで**体幹が安定しやすくなり、姿勢が良くなります**。そして、排尿、排便のコントロールをしている部分でもあるので、この筋肉を動かすことで**尿漏れなどのトラブルも改善**が期待できます。

○尿を途中で止めるように……

骨盤底筋は意識しづらい筋肉ですが、ストレッチをくり返し行うことで動かすことができます。**尿を途中で止めるように、軽くキュッと力を入れてみましょう。お腹のほうに少し引き上げるイメージで締めるの**がポイント。このとき、内ももにキュッと力を入れても効果はないので注意。良い姿勢のほうが力が入りやすいので、まずは姿勢を正してからトライしてみましょう。

インンナーマッスルが鍛えられて気持ちいい〜！

世界一気持ちいい！

【電車内でできる】ストレッチ

1 肛門を締める

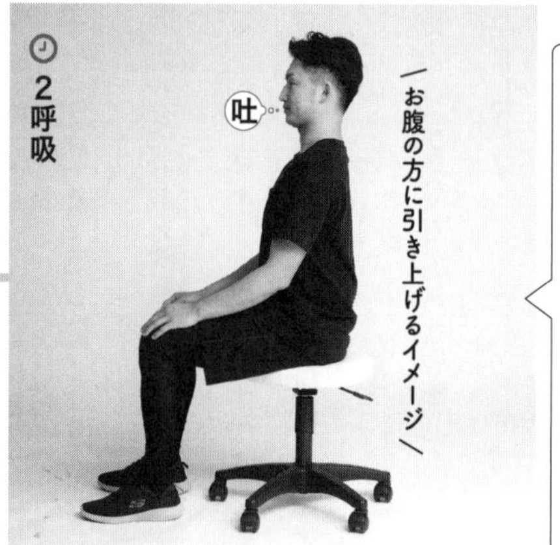

※お腹を引き込んだり、力が入らないようにするのがポイント。

肩の力を抜き、ゆっくりと息を吐きながら肛門を締める。同時に膣や尿道もギューッと**2呼吸**締めていく。お腹の中に肛門と尿道を引き上げるようなイメージで行う。肩、お腹、足には力を入れないように注意する。

※ 寝転んだり、立って行ってもかまいません

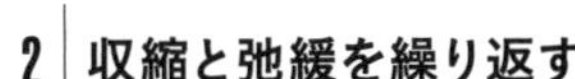

2 収縮と弛緩を繰り返す

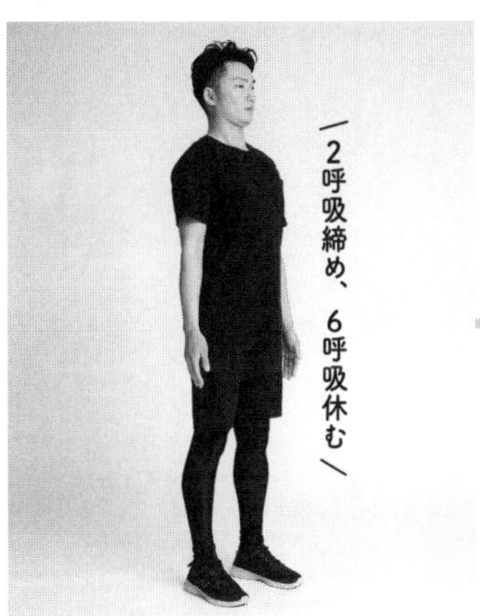

2呼吸縮めたら**6呼吸**休む。**10回**くり返す。慣れてきたら一日**5セット**くらいを目安に行いましょう。

効果がある理由！

骨盤底筋は骨盤の底にあり、正しい姿勢を保つ上で重要な筋肉です。ここが弱ると尿漏れの原因になることも。電車内で誰にも気づかれずに肛門や尿道を締め、骨盤底筋を目覚めさせましょう。お腹を動かさずに肛門が締まれば、正しくできています。

chapter 4

＼世界一気持ちいい／

ストレッチ

悩み別

反り腰や丸腰でないか、チェックしてみましょう!

【反り腰・丸腰】の見分け方

1

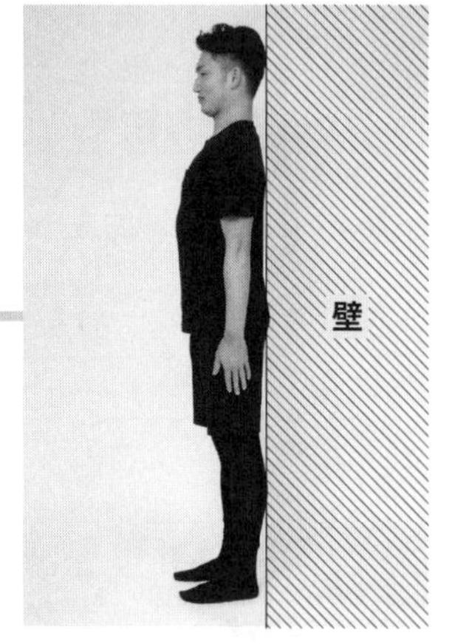

壁を背にして、**かかと、ふくらはぎ、お尻、肩甲骨、後頭部**を付けるように立つ。

2

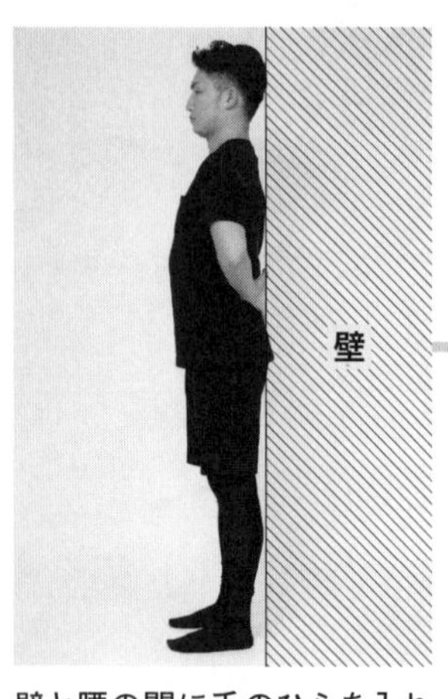

壁と腰の間に手のひらを入れる。

丸腰

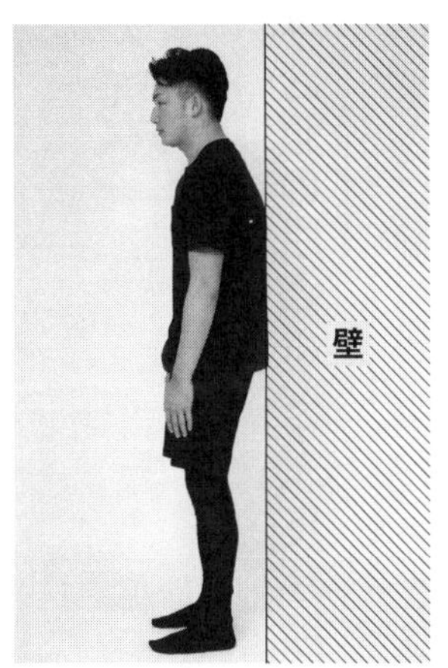

壁と腰の間に、手のひらが入らない。▶ **丸腰**

反り腰

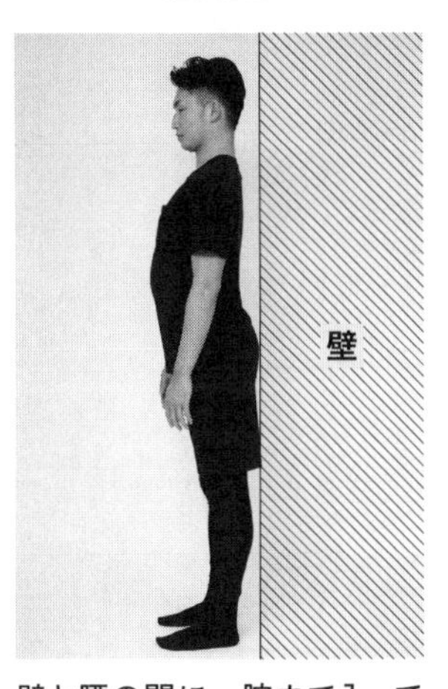

壁と腰の間に、腕まで入ってしまう。▶ **反り腰**

壁と腰の間に、手のひら１枚分ほどの隙間が空いている ▶ **正常**

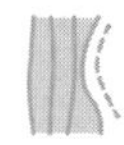

【反り腰】

○ポッコリお腹の原因になる「反り腰」

背骨は本来、お腹側にゆるやかにカーブしているのが理想です。「反り腰」とは、**骨盤が前に倒れて背骨の腰の部分が反り過ぎ、出っ尻になっている姿勢**のこと。お尻が大きく見えやすく、**ポッコリお腹の原因**になります。また、太ももの前側にも負担がかかる姿勢なので、**ヒザにも悪影響**を及ぼします。

ハイヒールを履く方はかかとが上がる分、腰を反らして上半身を起こす姿勢になりがちなので、反り腰になりやすいと言えます。

反り腰の原因は、お腹の奥にあり腰を安定させる**「腸腰筋」が縮んでいること**です。腸腰筋が縮むと腰が反り、出っ尻になってしまいます。

また、反り腰は**もも裏の筋肉がうまく使えていない**状態なので、ここの筋肉を動かし、硬くなっているももの前側とお腹の奥をストレッチすることが大事です。

反り腰を改善するためには、普段からお腹の力が抜けないように**おへそを少し引き込み、骨盤を立たせた状態を保つ**こと。ヒールを履く方は、歩くときにしっかり**ヒザを伸ばす**ことを意識するだけでも姿勢の改善につながります。

世界一気持ちいい！

反り腰をググ〜ッと直撃して気持ちいい〜！

【反り腰】改善のためのストレッチ①

1 うつ伏せでヒザを曲げ伸ばしする

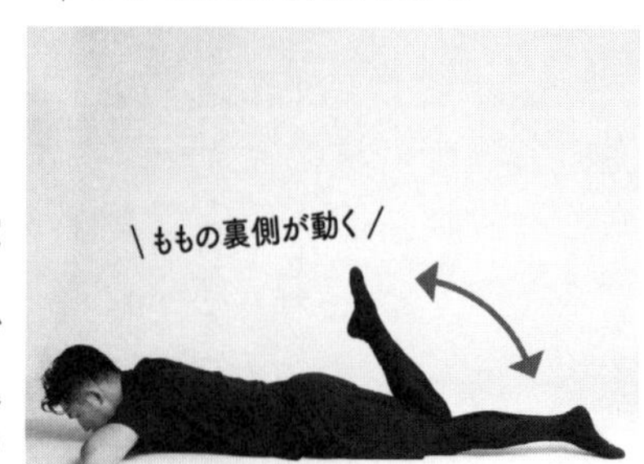

うつ伏せに寝て、腕はアゴの下に置き、ヒザを交互に曲げる。おへそを引き込みながら、太ももの裏側が動くのを感じつつ足を**20回**バタバタさせる。

2 四つん這いになる

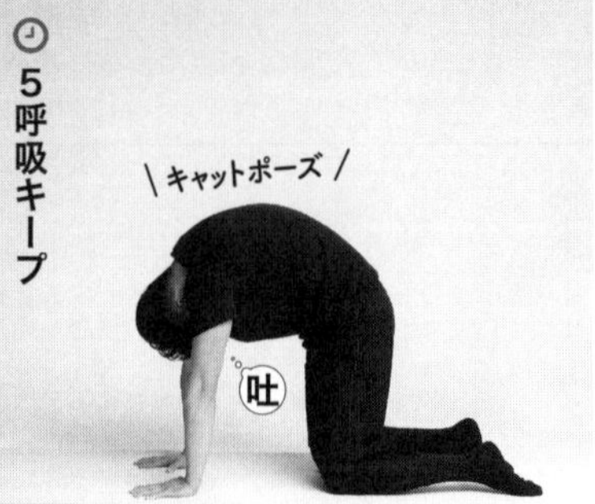

四つん這いで手首は肩の真下、ヒザは股関節の真下に置き、指をしっかり開く。息を吐きながらお腹を引き込み、下から順にゆっくりと背中を丸めていく。最後に目線がおへそを向くように。背中を丸めた状態で**5呼吸キープ**。

3 お尻を下げる→脱力する

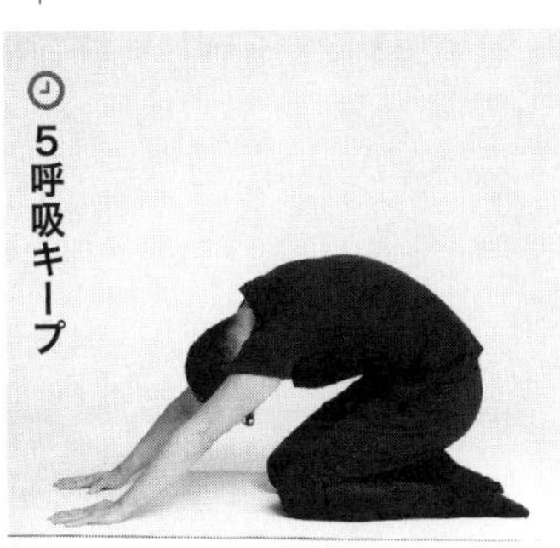

2からお腹を引き込み背中を丸めながら徐々にお尻を下げていき、**5呼吸キープ**。その後、脱力して**5呼吸キープ**。

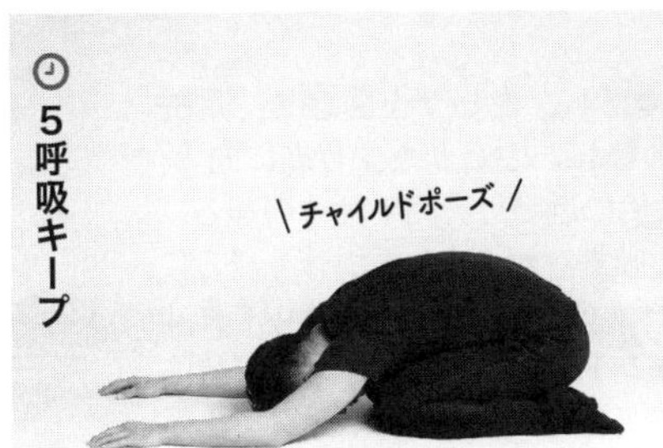

準備 うつ伏せに寝て、腰をさする

世界一気持ちいい！ 反り腰をググ〜ッと直撃して気持ちいい〜！

【反り腰】改善のためのストレッチ②

四頭筋ストレッチ

片ヒザを曲げ、後ろに体重をかける

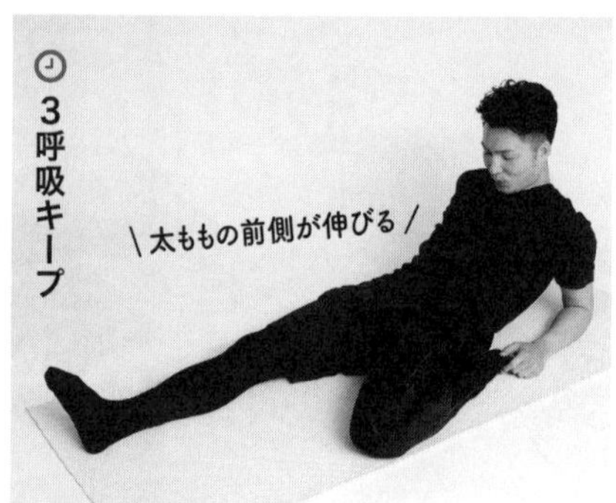

右ヒザは伸ばし、左ヒザを曲げて、足先を左お尻の横に。左ヒザを少し外に向け、かかとをお尻に近づけ、両手は体の後ろに置く。息を吐きながら少しずつ体を後ろに倒す（おへそをのぞきこむように背中を丸めるのがポイント）。太ももの前側に気持ちのいい伸びを感じたら**3呼吸キープ**。右足も同様に。

※ ヒザ痛がある方はこのストレッチはおやめください

準備 床に足を伸ばして座り、足の付け根、太もも全体をさする

腸腰筋ストレッチ

片ヒザを立て、後ろに体重をかける

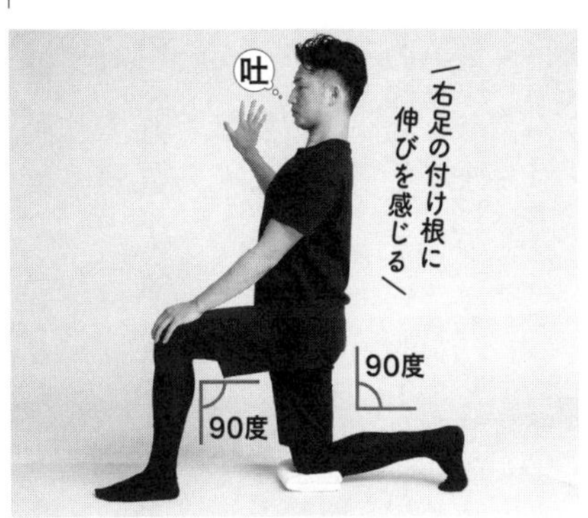

両ヒザを曲げ、右ヒザの下にクッションを置く。右ヒザ、腰、肩のラインが縦一直線になるようにポジションをとる。手は壁などについて支え、背すじを伸ばして息を吸い、吐きながらゆっくり骨盤を後傾させる。右足の付け根に伸びを感じたら**3呼吸キープ**。足を入れ替えて同様に行う。

＼効果がある理由！／

反り腰の方は腰痛やポッコリお腹になりやすく、ヒザの負担も大きいです。使えていないもも裏の筋肉を動かし、硬くなっているももの前側とお腹の奥（腸腰筋）をストレッチしてあげることで、反り腰を解消していきましょう。

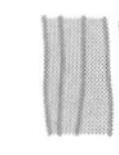

【丸腰】

○お尻が垂れ、覇気がなく見える「丸腰」

「丸腰」とは、**骨盤が後ろに倒れて腰が丸まっている姿勢**のことです。背骨の正常なカーブが失われている状態です。丸腰になると、**垂れ尻になり、ガニ股の傾向**に。また、背中全体が丸くなり、**覇気がないように**見えてしまいます。体育の授業などで行う体育座りは実は丸腰、猫背の姿勢。子どもの頃から定着した姿勢は意識しないと簡単には改善されません。

丸腰の根本的な改善にはトレーニングが必要です。丸腰の方は**お尻の**

筋肉「大臀筋」と、もも裏の「ハムストリングス」が硬くなっています。これらの筋肉の柔軟性を高めましょう。また、丸腰の方はお腹の奥の**「腸腰筋」をうまく使えていません。**片足もも上げで刺激してあげましょう。

普段の姿勢の保ち方も重要です。特に影響を及ぼすのは座り方。椅子に浅く座り背もたれに寄りかかっていませんか？　足を組むのも腰が丸くなる原因のひとつです。**座るときは骨盤を立たせて深く座り、足の裏を床にしっかりつけましょう。**どうしても椅子に浅く座ってしまう方は、背もたれ付きの椅子ではなく、食堂にあるような**丸椅子に座る**のがおすすめです。

世界一気持ちいい！ 丸腰をググ〜ッと直撃して気持ちいい〜！

【丸腰】改善のためのストレッチ①

座位もも上げ

ヒザを上げ下ろしする

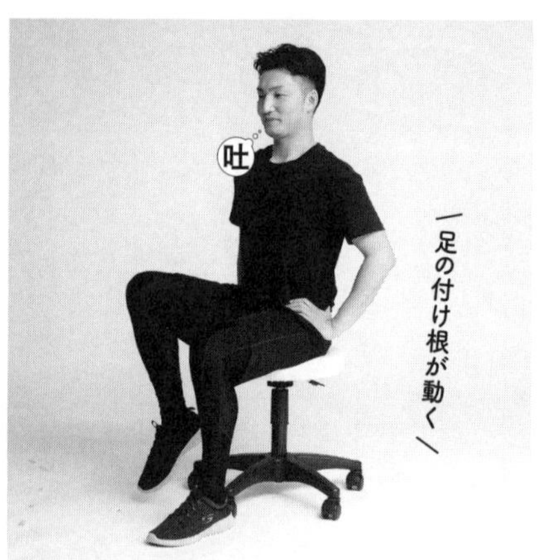

イスに座り、背すじを伸ばして座り、両手を足の付け根に当てる。息を吐きながらゆっくりと右ヒザを上げ、吸いながらゆっくり下ろす。**10回**。反対側も同様に。

準備 背すじを伸ばして座り、足の付け根、もも裏をさする

座位もも裏ストレッチ

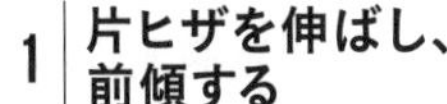

1 片ヒザを伸ばし、前傾する

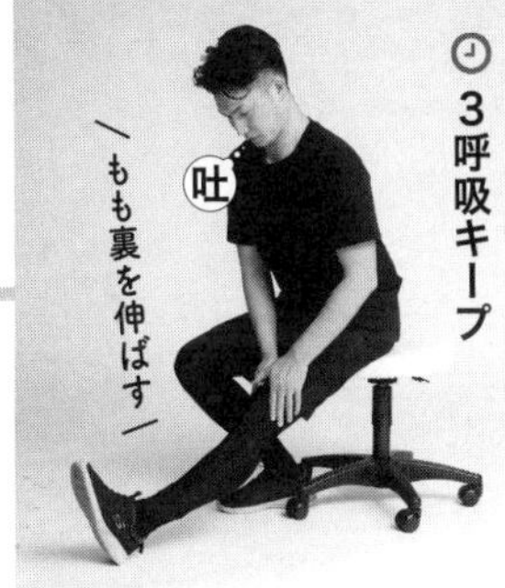

背すじを伸ばして座る。左ヒザを伸ばして前に出し、かかとを床に付け、つま先は真上に向ける。両手はヒザの上に添える。背すじを伸ばした状態で、息を吐きながらゆっくり上半身を前に倒す。太ももの裏側に伸びを感じたら、そこで**3呼吸キープ**。**2回**くり返す。

2 つま先の向きを変えてもも裏を伸ばす

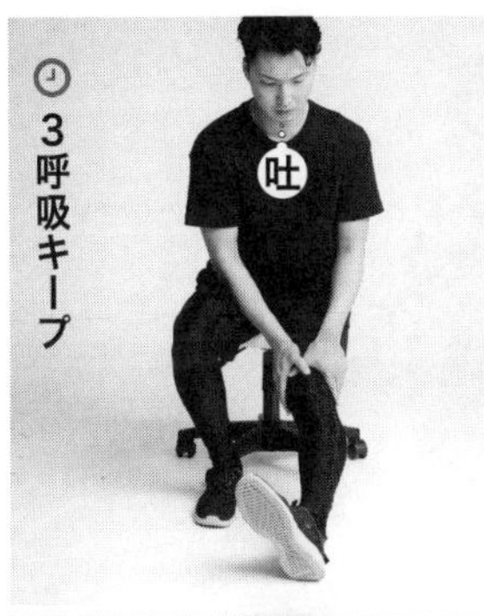

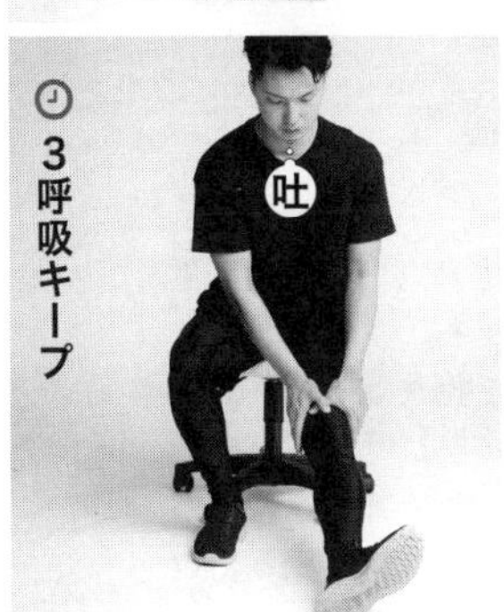

上体を起こし、つま先を内側に向け、同様に伸ばしていく。**3呼吸キープ**したら、上体を起こし、次はつま先を外側に向け、同様に伸ばし**3呼吸キープ**。**1、2**を右足も同様に行う。

世界一気持ちいい！

丸腰をググ〜ッと直撃して気持ちいい〜！

【丸腰】改善のためのストレッチ②

大臀筋引き寄せストレッチ

ヒザを抱え、引き寄せる

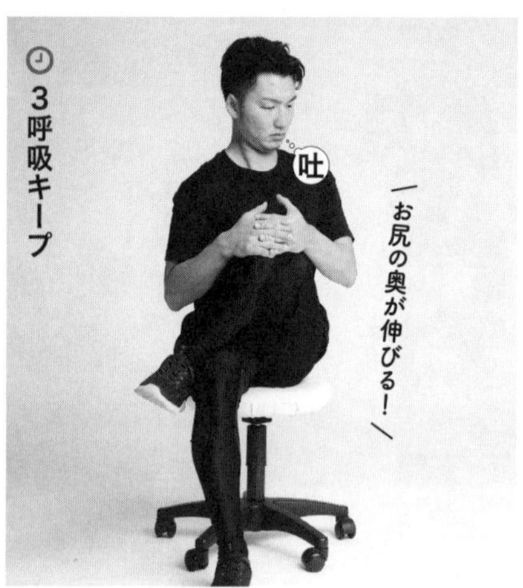

イスに座り、左足を右足の太ももの上に置く。左足の外くるぶしが右ヒザの外側にくるように両手で左ヒザを抱える。背すじを伸ばし、息を吐きながら左ヒザを右胸の方に引き寄せて、ゆっくり上半身を左にねじり**3呼吸キープ**。息を吸いながら戻し、反対側も同様に伸ばす。

準備 背すじを伸ばして座り、腰、お尻をさする

イスに座ったキャット&カウのポーズ

1 背中を丸める

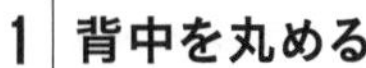

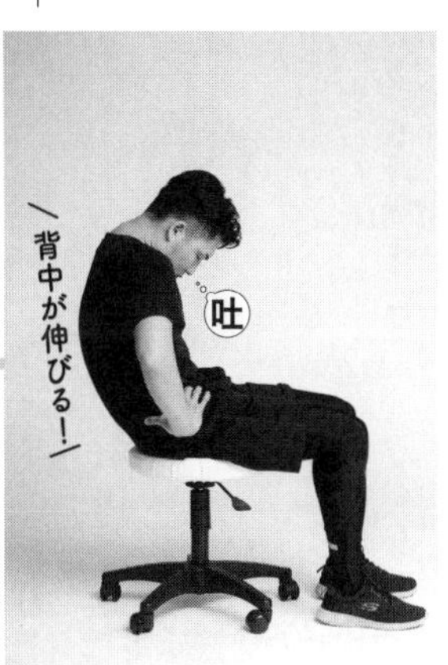

イスに座り、両手を足の付け根にあてる。息を吐きながらお腹を引き込み、下から順にゆっくりと背中を丸めていく。最後に目線がおへそを向く。

2 背中を反らす

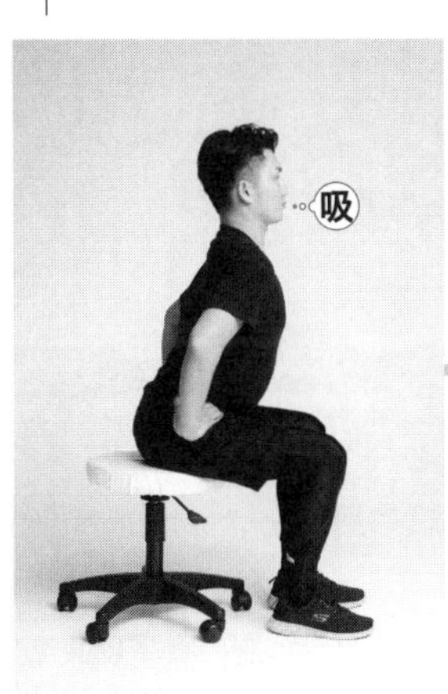

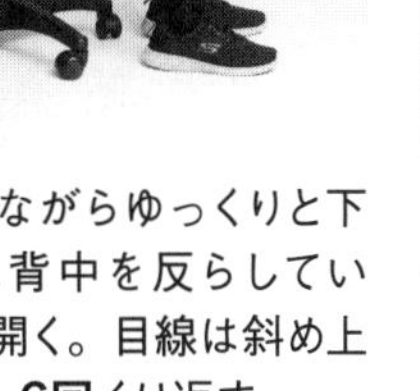

息を吸いながらゆっくりと下から順に背中を反らしていき、胸を開く。目線は斜め上に向ける。**6回**くり返す。

世界一気持ちいい！

丸腰をググ〜ッと直撃して気持ちいい〜！

【丸腰】改善のためのストレッチ③

上体反らし

うつ伏せで腰を反らす

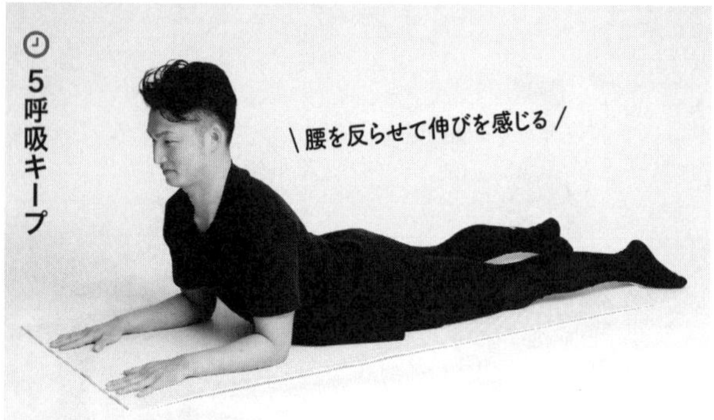

うつ伏せの状態で、両ヒジを立てる。ヒジは肩の真下に置く。ゆっくりとお腹の力を抜く。このときに、腰が自然と反らされるのを感じる。**5呼吸キープ**したらゆっくり手を戻す。横向きになってから起き上がる。

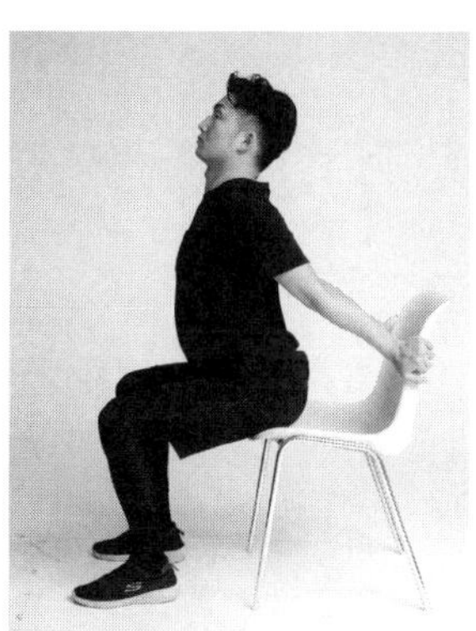

※ イスに座ったままでもOK！

\ 効果がある理由！/

丸腰の方は背中全体が丸くなりやすいので、覇気がなく見えてしまいます。使えていないお腹の奥（腸腰筋）や背中の筋肉を動かし、硬くなっているもも裏やお尻の筋肉をストレッチすることで丸腰を解消しましょう。

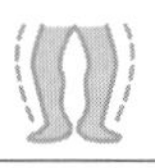

解説

【ガニ股】

○「ガニ股」は足だけでなく、姿勢の問題

「ガニ股」とは、股関節、ヒザ、つま先が外側に向いている状態のことです。歩き方が横柄に見えて印象が良くありません。男性でも女性でも、まっすぐな足は魅力的ですよね。

ガニ股は、**足だけの問題ではなく、全身の姿勢との関わりが深い**ものです。猫背の状態では、背中が丸くなって骨盤は後ろに倒れてしまい、丸腰になります。すると、股関節の構造から、足が外側にねじれるように開いてしまいます。つまり、ガニ股を改善するためには姿勢から正していかなければならないのです。

ガニ股の状態で何年も体を動かしていると、**足の外側の筋肉は使いすぎて強く硬くなってしまい、逆に内側の筋肉は使わなすぎて弱くなってしまう**傾向にあります。このアンバランスを改善するために、足の外側はストレッチでゆるめて、内側は力を入れて刺激していきましょう。さらに、丸腰改善のストレッチ（P212～217）も併せて行うことで、筋肉をより柔らかくできるでしょう。

見た目の問題だけでなく、**ねじれた股関節やヒザ、足首に長年にわたって負担をかけ、痛みを引き起こす**可能性があるガニ股。痛みが出る前に、足のラインを改善しましょう。

世界一
気持ちいい！

ガニ股をググ〜ッと直撃して気持ちいい〜！

【ガニ股】の改善ためのストレッチ①

股関節まわし（立位）

股関節を内側に回す

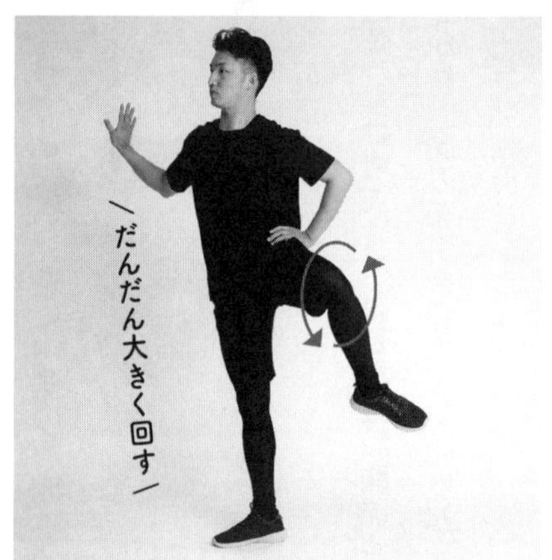

立った状態で右手を壁につき、左ヒザで円を描くように股関節を内側にゆっくり回す。最初は小さく、だんだん大きくしながら**10回**回す。右足も同様に行う。

準備 立った状態でお尻、足の付け根、太もも全体をさする

スケーターのポーズ

足を斜め後ろに引き、スライド

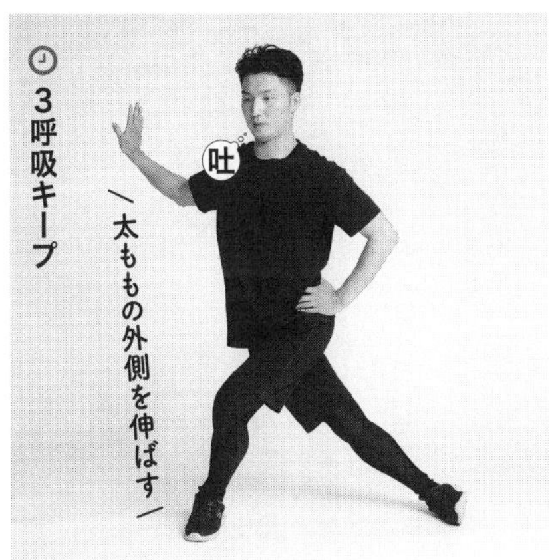

右手を壁につき、右足を左斜め後ろに引く。後ろ足は小指側の側面が床に付いた状態で、息を吐きながらゆっくりと左側へスライドさせていき、右足の太ももの外側に伸びを感じたところで**3呼吸キープ**。息を吸いながら元の位置に戻す。左足も同様に行う。

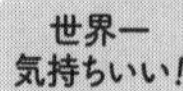

ガニ股をググ〜ッと直撃して気持ちいい〜！

【ガニ股】の改善ためのストレッチ②

タオルを挟んで締める

壁に手をつき、足にタオルを挟む

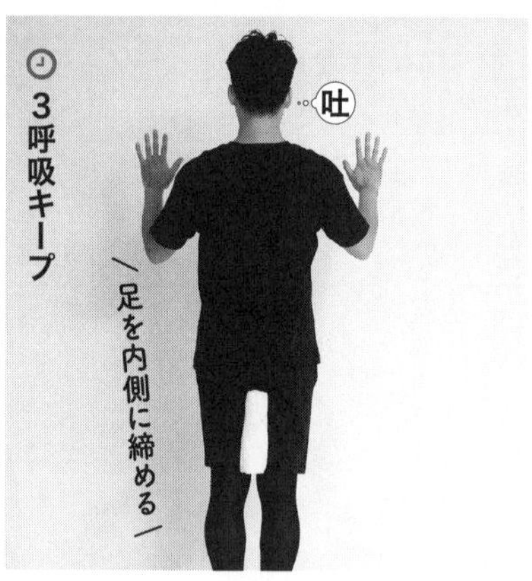

壁に向かって立ち、両手を壁につく。両ヒザの間にタオルを挟み、息を吐きながらできるだけ内側に足を締めて**3呼吸キープ**。締める→ゆるめるを**3回**くり返す。

効果がある理由！

ガニ股は、見た目の問題だけでなく、股関節が外側に開きすぎていることから腰痛やヒザ痛にもつながります。丸腰の方が多いので丸腰改善のストレッチと併せて行うことで、よりガニ股解消効果が実感できるでしょう。

【ガニ股】

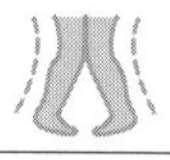

解説

【内股】

○「内股」はO脚、ヒザ痛、洋ナシ体型につながる

「内股」とは、股関節が内側にねじれ、ヒザのお皿が内側を向いた状態です。ふとしたときに見下ろした**足のつま先が内側を向いている**ことはありませんか？　内股はO脚の原因となり、将来的にヒザ痛の原因となる可能性もあります。

内股になると足が上げづらくなり、上半身と下半身をつなげる「腸腰筋」が使えなくなります。そうするとベタベタ歩きになり、お尻の筋肉もうまく使えないので**垂れ尻になり、ゆくゆくは洋ナシ体型に**なってしまいます。また、内股で歩くとももの筋肉を使い過ぎてしまうため、足が横に張り出して太く見えてしまいます。

血液やリンパ液の流れに対する影響も深刻です。股関節が内側にねじれていると、足の付け根にある大きなリンパ節や血管が圧迫されやすくなるため、**むくみや冷え**、**足のだるさ**などが起こりやすくなります。

このように、男女問わず、**内股は体への負担やデメリットが大きい**のです。

内股の改善には、閉じた股関節を外側に開いて柔らかくするのが第一歩です。**股関節をしっかり動かしてあげる**ことで、足の筋肉が正しく機能していきます。

世界一
気持ちいい！

内股をググ〜ッと直撃して気持ちいい〜！

【内股】改善のためのストレッチ

正座ゆらゆら

正座でお尻を揺らす

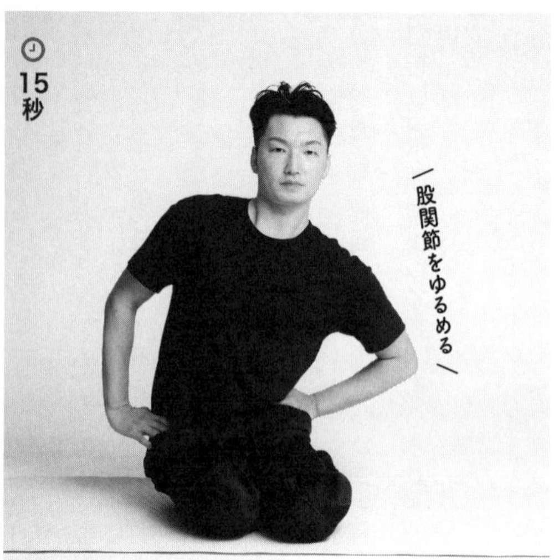

足先は重ねずに正座をする。お尻を横に小さく**15秒**揺らす。

準備 お尻、足の付け根、内ももをさする

背中ゆらゆら＆脱力

1 上半身を横に揺らす

\ 股関節を刺激する /

正座からヒザを少し開き、ヒザの間にお腹を落とす。両手は前に伸ばし、上半身を弓なりに横に**10回**揺らす。

2 ヒザの間にお腹を落とす

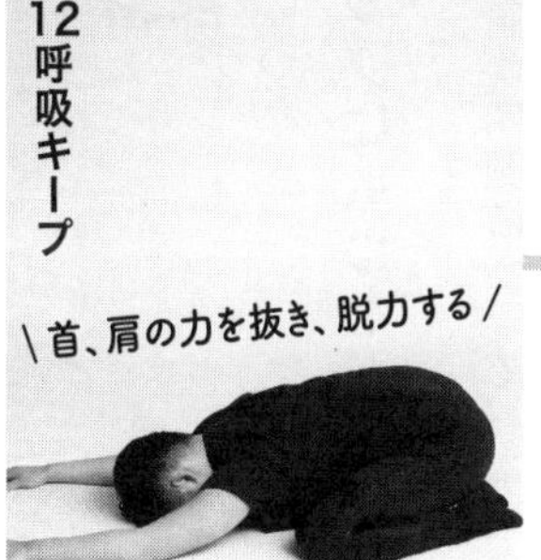

おでこを床につけ、首や肩の力を抜き、背中、腰は丸くなった状態で体の重さに身を任せて脱力する。その状態で**12呼吸キープ。**

\ 効果がある理由！/

内股の方は股関節が内側にねじれ、足の付け根にあるリンパ節や血管が圧迫されやすくなっています。流れが悪くなると、むくみや冷えの原因に。股関節を刺激すると、足の付け根が柔らかくなり、リンパ液や血液の巡りが改善されます。

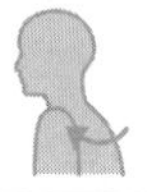

解説

【巻き肩】

○ストレートネックにもつながる「巻き肩」

「巻き肩」とは、**肩が内側に巻いて、本来の位置よりも肩先が前に出てしまった状態**です。

壁に背中を付けて立ったとき、肩先や腕が前に出ていませんか？　**肩先の位置は、耳たぶと同じライン**にあるのが理想です。巻き肩の人は肩が本来の位置よりも前に出てしまっており、頭も自然と体よりも前に出てしまいます。すると近年問題となっている**「スマホ首」といわれるストレートネック**になりやすく、猫背や首コリ、肩コリの原因になります。

見た目にもよくない姿勢で、いい印象を与えません。

○指先から肩甲骨のねじれをとる！

巻き肩は肩だけの問題ではなく、**指先から肩甲骨にかけての内側のねじれをとっていくことが大切**です。ストレッチを行うときは、指先からひねるように意識しましょう。そして縮こまっている胸の奥の筋肉（小胸筋）の伸びを感じながら動かしていくことで、肩は後ろに戻っていきます。また、腕を動かすときには、腕の土台である**肩甲骨から動かす**ようにしましょう。

巻き肩が改善されれば、姿勢が良くなるだけでなく、首や肩の負担も軽減されてコリも解消され、四十肩の予防にもつながります。

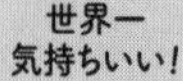

巻き肩をググ〜ッと直撃して気持ちいい〜!

【巻き肩】改善のためのストレッチ①

腕ひねり

1 両腕を水平にしてひねる

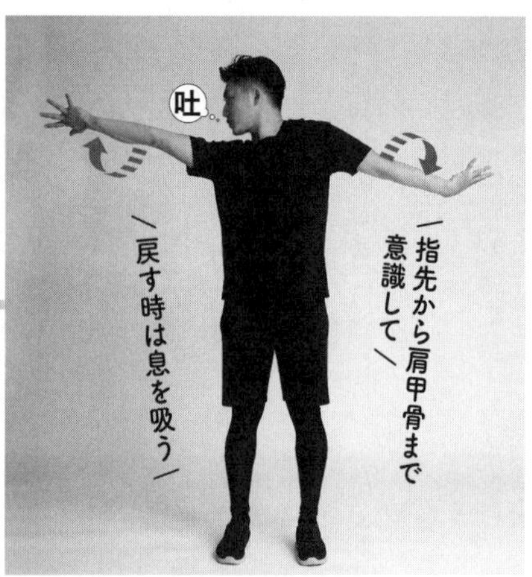

両腕を真横に上げる。息を吐きながら、右腕は前に、左腕は後ろにひねる。指先から肩甲骨までゆっくりとひねる。目線は右へ向ける。息を吸いながらゆるめ、吐きながら逆向きにゆっくりとひねる。左右交互に10回ずつ行う。

準備 背すじを伸ばして立ち、肩や胸、腕、脇の下をさする

2 腕を上下にしてひねる

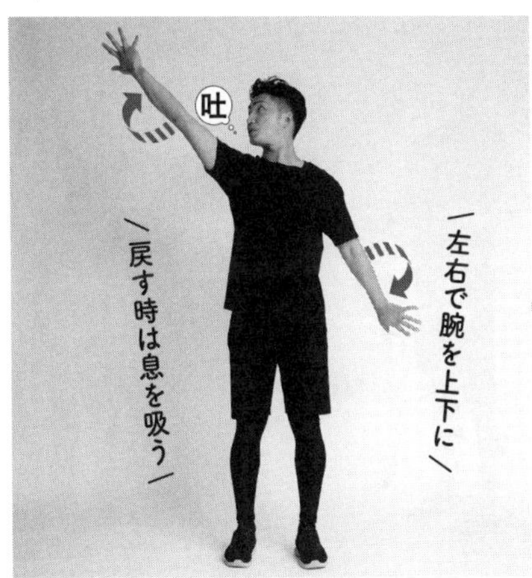

腕の位置を上下に変えて、息を吐きながら1と同様にひねる。息を吸いながら上下を入れ替えて、息を吐きながらひねる。交互に10回行う。

効果がある理由！

巻き肩の方は、左右の肩甲骨を寄せる筋肉がうまく使えず、肩甲骨の間が広がっています。そして、肩を前に引っ張ってしまう胸や脇の筋肉が縮んでいる状態。このストレッチで巻き肩を解消すれば、胸が開いて呼吸も楽になるでしょう。

世界一気持ちいい！

巻き肩をググ〜ッと直撃して気持ちいい〜！

【巻き肩】改善のためのストレッチ②

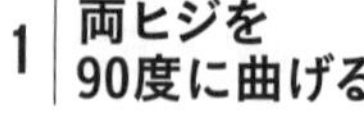

腕肩スライド

1 両ヒジを90度に曲げる

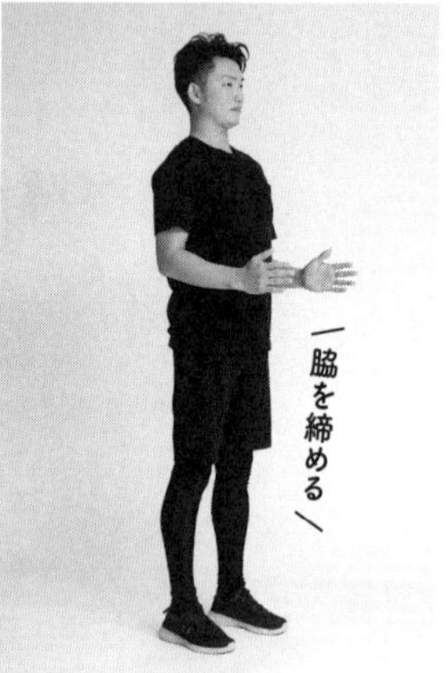

ヒジを**90度**に曲げ、脇を締める。

2 両ヒジ、両肩を後ろにスライド

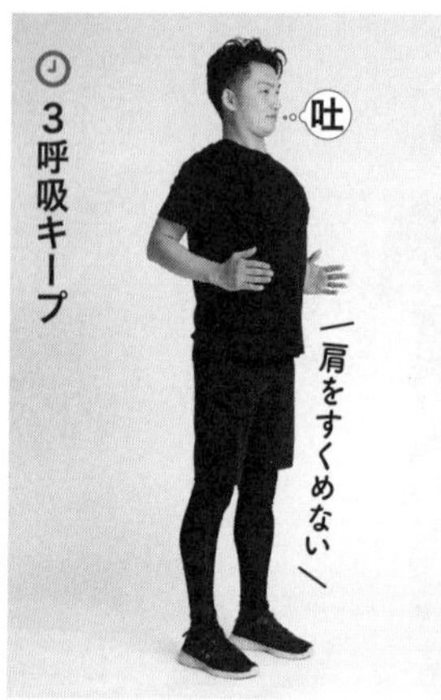

脇を締めたまま、息を吐きながら、両ヒジ、両肩を後ろにスライドさせる。脇腹の筋肉の伸びを感じたら**3呼吸キープ**し息を吸いながら元に戻す。**5回**くり返す。

準備 背すじを伸ばして立ち、胸、肩、脇の下をさする

胸奥ストレッチ

1 壁にヒジから上をあてる

ヒジが肩より下がらないように

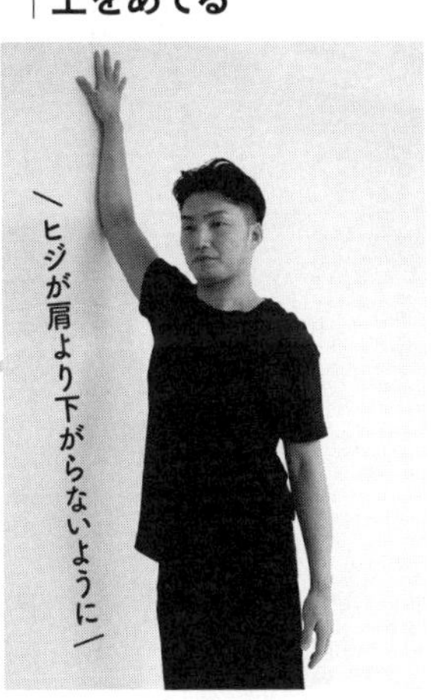

壁に対して**こぶし3個分**くらい離れて立ち、壁と反対側の足を一歩前に出す。肩より少し高い位置で壁に右のヒジから手のひらをあてる。

2 壁と反対側に体を開く

3呼吸キープ
吐
ヒジ全体は壁につけたまま

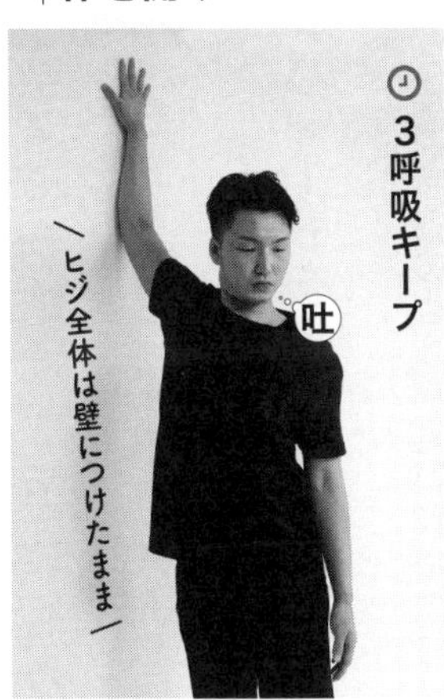

息を吐きながらゆっくりと、体を壁と逆の方向に開く。胸に気持ちのいい伸びを感じたら**3呼吸キープ**。息を吸いながら戻し、反対側も同様に行う。

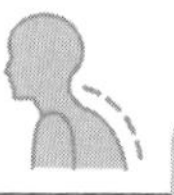

解説

【猫背】

○不調のオンパレードを招く「猫背」

「猫背」とは、**座った猫のような丸い背中**のことです。見た目が悪いだけではなく、**肩コリや腰痛の原因**となり、内臓が圧迫されて**胃腸の働きも低下**しやすくなります。また、胸が閉じてろっ骨が十分に動かなくなるので、**呼吸も浅く**なります。肩の動く範囲も狭くなり、**四十肩**になりやすくなる……挙げればキリがないほど、猫背が原因の不調は多いのです。

本来は、背すじを伸ばした姿勢こそが負担がなくラクなのですが、猫背の習慣が付いてしまうとそちらのほうがラクになってしまいます。**無理に伸ばしても持続しない**ので、体の仕組みを理解してストレッチをすることです。

○猫背改善の三つのポイント

ひとつめのポイントは**ねじれた腕**。パソコン作業や家事など、日常動作のほとんどは体の前に腕を伸ばして内側にひねった状態で行っています。まずはこの腕を外側に戻し、肩も後ろに戻していきましょう。ふたつめは**背骨とろっ骨**。背骨を反らすように伸ばし、体の内側からろっ骨を広げていきましょう。三つめは、**縮こまったお腹を伸ばす**こと。そうすると背すじが伸びやすくなるだけでなく、圧迫されていた内臓も解放され、胃腸の働きが良くなります。

実践！

世界一気持ちいい！ 猫背をググ〜ッと直撃して気持ちいい〜！

【猫背】改善のためのストレッチ①

胸の閉じ開き

1 お腹を引き込み、背中を丸める

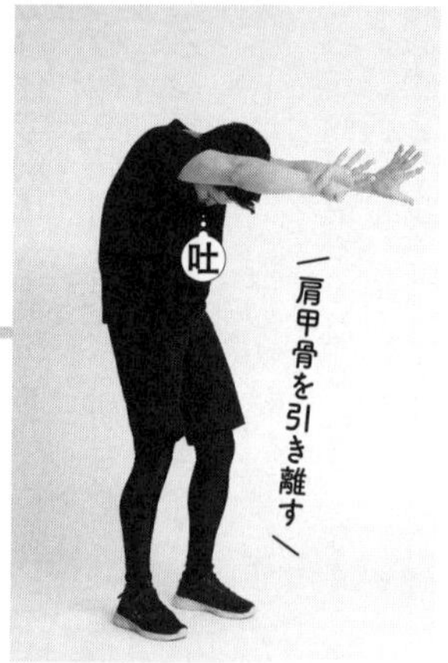

息を吐きながら背中を丸め、手のひらが外側を向くように腕全体を内側にひねりながら両腕を前に伸ばす。

2 背中を反らす

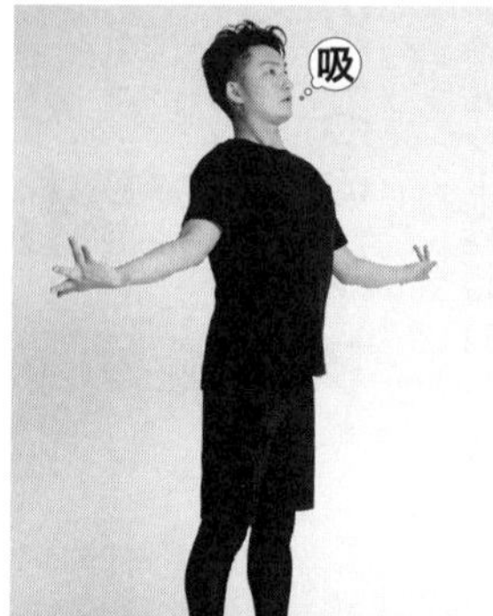

息を吸いながら体を起こし、胸を開いて背中を反らす。同時に、腕全体を外側にひねりながらヒジを引き、横に開いて肩甲骨を寄せる。**1**、**2**を**5**回くり返す。

準備 背すじを伸ばして立ち、お腹、背中をさする

上半身総動員ストレッチ

1 腕をひねり、背中を丸める

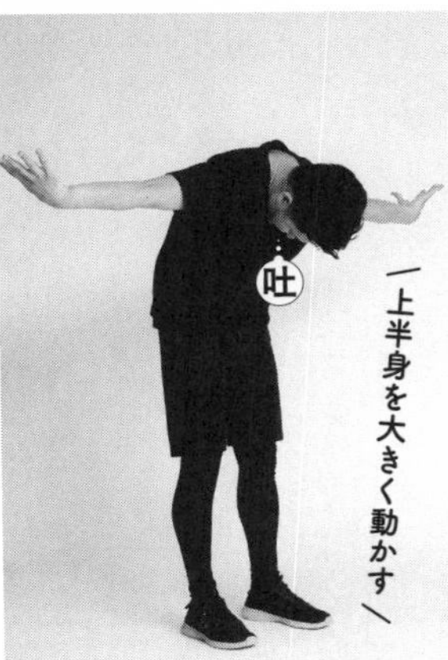

両腕を肩の高さで水平に広げる。息を吐きながら指先から腕全体を内側にひねり、お腹を引き込みながら背中を丸める。

2 腕をひねり、胸を開く

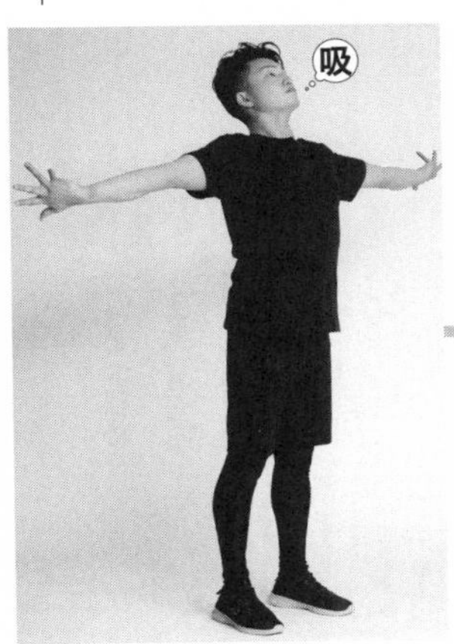

息を吸いながら指先から順に腕全体を外側にひねり、胸を開いて背中を反らす。**1**、**2**を**5回**くり返す。

世界一気持ちいい！ **猫背をググ～ッと直撃して気持ちいい～！**

【猫背】改善のためのストレッチ②

上体反らし

1 お腹をさする

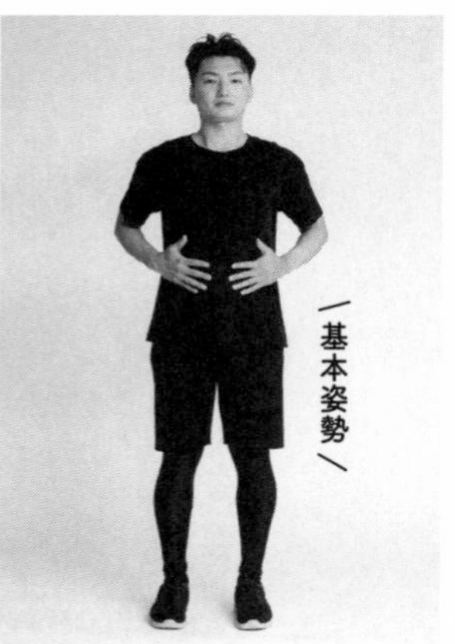

背すじを伸ばして立ち、お腹をさする。

2 上体を反らす

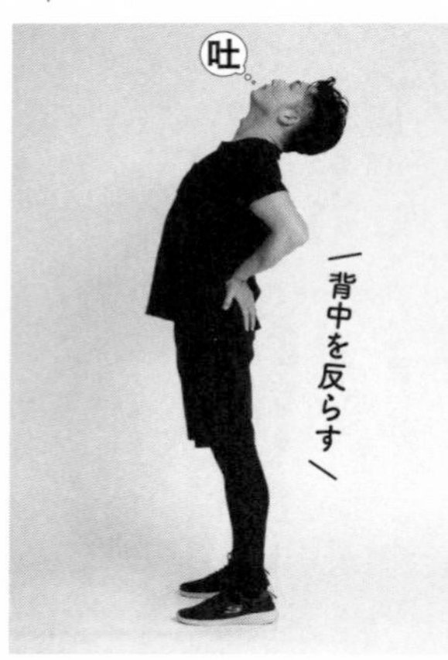

手で骨盤を支えた状態で、息を吐きながらおへそを引き込み、ゆっくりと上半身を後ろに反らしていく。このときにアゴを上げすぎないようにする。息を吸いながら体を戻す。**3**回くり返す。

伸び

手を組んで伸びる

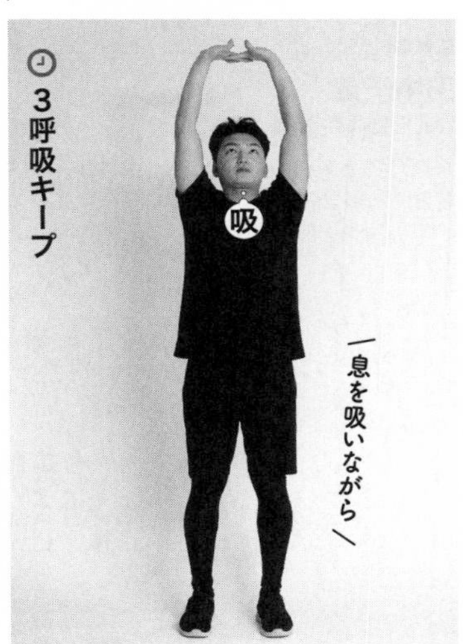

頭の上で両手を組む。手のひらを上に向け、息を吸いながら真上に伸びる。**3呼吸キープ**して一気に脱力。**3回**くり返す。

効果がある理由！

猫背は見た目の問題だけでなく、肩コリや腰痛などの原因になります。このストレッチでは肩甲骨の可動性を上げて肩まわりの血流を改善し、縮こまったお腹をゆっくりと伸ばしましょう。

著者Profile

木幡洋一（きばた よういち）

for.R整体院代表

大学卒業後、2002年日本ヒューレット・パッカード株式会社入社。早稲田大学大学院を経て、2008年に株式会社for.Rを創立。整体を軸として、ストレッチやトレーニング、ヘッドマッサージなど、身体の状態に合わせ多角的にアプローチする総合整体院、「for.R整体院」代表を務める。

監修者Profile

田中千哉（たなか ゆきや）

for.R整体院院長

カイロプラクター。整体師。2008年にfor.R整体院をオープン。著書に『テレワーカーズ「1分」ストレッチ』（秀和システム）、監修に『すごいストレッチ』（MdNコーポレーション）がある。

世界一気持ちいいストレッチ

2021年5月25日 初版発行

著者 木幡洋一

発行者 横内正昭
発行所 株式会社ワニブックス
〒150-8482
東京都渋谷区恵比寿4-4-9えびす大黒ビル
電話 03-5449-2711（代表）
03-5449-2734（編集部）

ブックデザイン 建山 豊（TRIAD G.K.）
フォーマット 橘田浩志（アティック）
撮影 須田俊哉
撮影進行 清水哲也（TRIAD G.K.）
モデル 向山達洋（株式会社 for.R）
原稿協力 黒澤真紀／山田泰造（コンセプト21）
編集協力 杉本透子
校正 玄冬書林
編集 内田克弥（ワニブックス）

印刷所 凸版印刷
DTP 三協美術
製本所 ナショナル製本

ISBN 978-4-8470-6652-8

ワニブックスHP ……… http://www.wani.co.jp/
WANI BOOKOUT ……… http://www.wanibookout.com/
WANI BOOKS NewsCrunch ……… https://wanibooks-newscrunch.com/

WANI BOOKS